Manual Prático de Cuidados Paliativos em Fonoaudiologia

Manual Prático de Cuidados Paliativos em Fonoaudiologia

Elizangela Aparecida Barbosa
Graduada em Fonoaudiologia pela Universidade Metodista de São Paulo
Especialização em Voz pelo Instituto do Câncer Arnaldo Vieira de Carvalho
MBA em Gestão de Promoção de Saúde e Qualidade de Vida pela Associação Brasileira de Qualidade de Vida e pela Universidade Corporativa ABRAMGE em convênio com o Centro Universitário São Camilo
Pesquisadora Social do IEE – PUC-SP
Atuou em Movimento Social da Arquidiocese de São Paulo
Elaboradora de Questões para Concursos
Certificação Internacional em *Wellness Coaching e Health Coaching 360°*
Diretora do Serviço de Fonoaudiologia na Empresa FONOHOUSE
Membro da Sociedade Brasileira de Fonoaudiologia Associação Brasileira de Qualidade de Vida
Autora dos Livros: *Fononcologia* (científico), *Estórias da Língua Lili* (infantil), *Profissionais da Saúde e Home Care, Fonoaudiologia e Home Care, Manual Prático de Disfagia e Home Care e Manual Prático do Desenvolvimento Infantil*
Sócia-Fundadora e Presidente do Conselho da Franquia BIOHOUSE TERAPIAS

Natália de Castro e Silva Martins
Fonoaudióloga pela Universidade Federal de Pernambuco (UFPE)
Residência Multiprofissional em Cuidados Paliativos pelo Instituto de Medicina Integral Professor Fernando Figueira (IMIP)
Mestranda em Saúde da Comunicação Humana pela Universidade Federal de Pernambuco (UFPE)

Thieme
Rio de Janeiro • Stuttgart • New York • Delhi

Dados Internacionais de Catalogação na Publicação (CIP)

B238m

Barbosa, Elizangela Aparecida
Manual Prático de Cuidados Paliativos em Fonoaudiologia/Elizangela Aparecida Barbosa & Natália de Castro e Silva Martins. – 1. Ed. – Rio de Janeiro – RJ: Thieme Revinter Publicações, 2021.

126 p.: il; 14 x 21 cm.
Inclui Índice Remissivo e Bibliografia.
ISBN 978-65-5572-080-8
eISBN 978-65-5572-081-5

1. Fonoaudiologia. 2. Cuidados Paliativos. I. Martins, Natália de Castro e Silva. II. Título.

CDD: 616.855
CDU: 616.89-008.434

Contato com as autoras:
ELIZANGELA APARECIDA BARBOSA
diretoria@biohouseterapias.com.br
NATÁLIA DE CASTRO E SILVA MARTINS
natcsmartins@gmail.com

© 2021 Thieme. All rights reserved.

Thieme Revinter Publicações Ltda.
Rua do Matoso, 170
Rio de Janeiro, RJ
CEP 20270-135, Brasil
http://www.ThiemeRevinter.com.br

Thieme USA
http://www.thieme.com

Design de Capa: © Thieme
Créditos Imagem da Capa: imagem da capa combinada pela Thieme usando as imagens a seguir: butterfly-logo-design © Sentavio/ br.freepik.com
Arquivos pessoais da autora

Impresso no Brasil por Forma Certa Gráfica Digital Ltda.
5 4 3 2 1
ISBN 978-65-5572-080-8

Também disponível como eBook:
eISBN 978-65-5572-081-5

Nota: O conhecimento médico está em constante evolução. À medida que a pesquisa e a experiência clínica ampliam o nosso saber, pode ser necessário alterar os métodos de tratamento e medicação. Os autores e editores deste material consultaram fontes tidas como confiáveis, a fim de fornecer informações completas e de acordo com os padrões aceitos no momento da publicação. No entanto, em vista da possibilidade de erro humano por parte dos autores, dos editores ou da casa editorial que traz à luz este trabalho, ou ainda de alterações no conhecimento médico, nem os autores, nem os editores, nem a casa editorial, nem qualquer outra parte que se tenha envolvido na elaboração deste material garantem que as informações aqui contidas sejam totalmente precisas ou completas; tampouco se responsabilizam por quaisquer erros ou omissões ou pelos resultados obtidos em consequência do uso de tais informações. É aconselhável que os leitores confirmem em outras fontes as informações aqui contidas. Sugere-se, por exemplo, que verifiquem a bula de cada medicamento que pretendam administrar, a fim de certificar-se de que as informações contidas nesta publicação são precisas e de que não houve mudanças na dose recomendada ou nas contraindicações. Esta recomendação é especialmente importante no caso de medicamentos novos ou pouco utilizados. Alguns dos nomes de produtos, patentes e design a que nos referimos neste livro são, na verdade, marcas registradas ou nomes protegidos pela legislação referente à propriedade intelectual, ainda que nem sempre o texto faça menção específica a esse fato. Portanto, a ocorrência de um nome sem a designação de sua propriedade não deve ser interpretada como uma indicação, por parte da editora, de que ele se encontra em domínio público.

Todos os direitos reservados. Nenhuma parte desta publicação poderá ser reproduzida ou transmitida por nenhum meio, impresso, eletrônico ou mecânico, incluindo fotocópia, gravação ou qualquer outro tipo de sistema de armazenamento e transmissão de informação, sem prévia autorização por escrito.

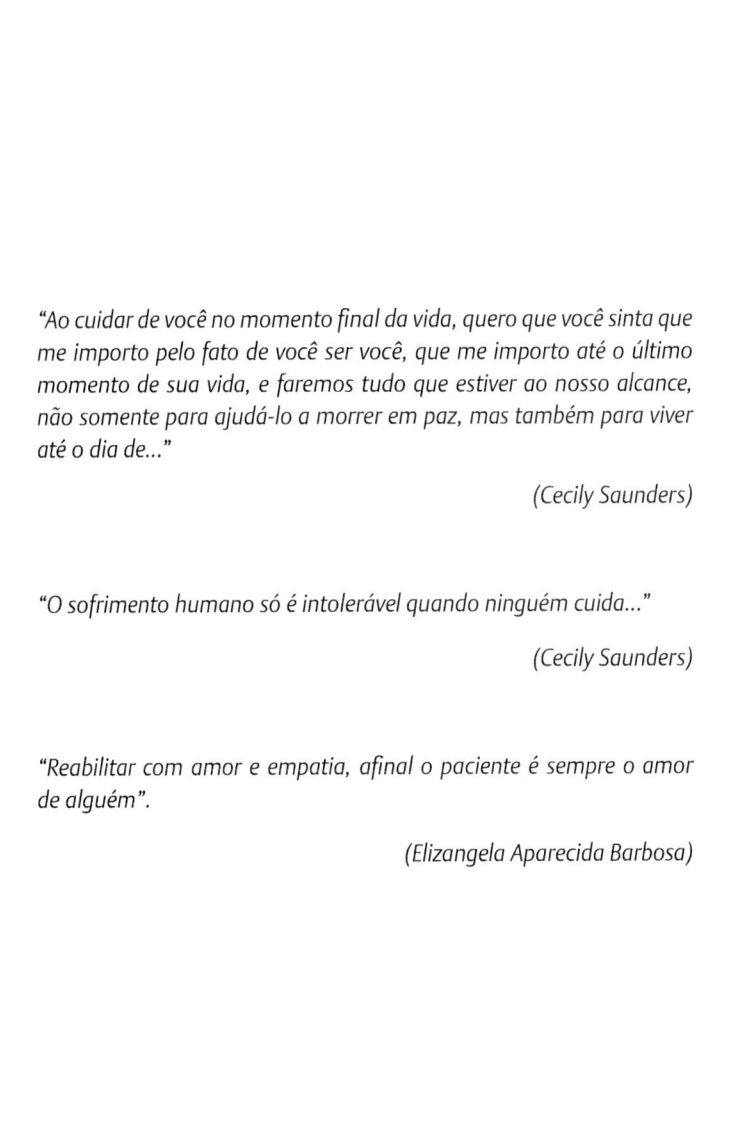

"Ao cuidar de você no momento final da vida, quero que você sinta que me importo pelo fato de você ser você, que me importo até o último momento de sua vida, e faremos tudo que estiver ao nosso alcance, não somente para ajudá-lo a morrer em paz, mas também para viver até o dia de..."

(Cecily Saunders)

"O sofrimento humano só é intolerável quando ninguém cuida..."

(Cecily Saunders)

"Reabilitar com amor e empatia, afinal o paciente é sempre o amor de alguém".

(Elizangela Aparecida Barbosa)

JURAMENTO DO PALIATIVISTA

"Juro por meus ancestrais, pelas Forças da Natureza e por todos os dons e riquezas desta Vida
Que em todos os meus atos preservarei e respeitarei a Vida do meu paciente
Sentarei ao seu lado e escutarei suas queixas, suas histórias e seus anseios;
Cuidarei, reunindo todos os recursos de uma equipe multiprofissional, para que ele se sinta da melhor forma possível,
importando-me sempre em tratar o que o incomoda,
usando apenas os recursos necessários e imprescindíveis para isso;
Não o abandonarei e estarei ao seu lado até o seu último instante;
Farei, silenciosamente, nossa despedida, desejando-lhe amor e sorte em sua nova morada;
Zelarei pelo seu corpo e consolarei sua família e pessoas queridas após sua partida, permitindo-lhe que vá com segurança e tranquilidade;
Por fim, falarei de amor e com amor. E aprenderei, com cada paciente, a amar cada vez mais. Incondicionalmente."

Maria Goretti Sales Maciel
Presidente da ANCP (Brasil) – 2007

DEDICATÓRIA

Dedico este livro a Deus, meu tudo; à minha família, aos amigos, pacientes, colegas de trabalho; e a você leitor(a).

Elizangela Aparecida Barbosa

Dedico este livro à minha família de sangue e de coração, aos meus mestres e a cada paciente que passou pela minha vida e deixou um pouco de si na minha construção como pessoa e profissional.

Natália Martins

PREFÁCIO

Este livro foi elaborado em conjunto com diversas pessoas praticantes, estudiosas e curiosas no assunto. É uma introdução ao papel do Fonoaudiólogo nos Cuidados Paliativos (CP), área que está crescendo cada vez mais na nossa profissão e trazendo a melhoria da qualidade de vida dos nossos pacientes.

É de suma importância que todos os fonoaudiólogos, atuantes ou não nesse campo, tenham em mente a abordagem proposta em CP e consigam abrir os olhares e horizontes para as condutas sugeridas, e de como ser agente cuidador no processo de morte é modificador de vida, não só a do paciente e de sua família, mas da nossa também.

Nosso objetivo principal foi trazer de maneira clara, objetiva e concisa diversos pontos, ainda pouco discutidos na literatura da Fonoaudiologia, e ajudar a esclarecer possíveis dúvidas ou curiosidades acerca do assunto. Esperamos que aproveitem esta obra e que ela se torne um bom "livro de cabeceira".

Com todo nosso amor, zelo e cuidado durante a organização.

Natália e Elizangela

COLABORADORES

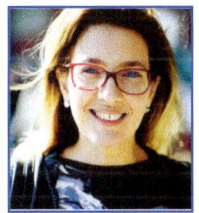

ALESSANDRA ESTEVES DA SILVA FUKUSATO
Médica pela Faculdade de Ciências Médicas da Santa Casa de São Paulo
Especialista em Otorrinolaringologia pela Sociedade Brasileira de Otorrinolaringologia

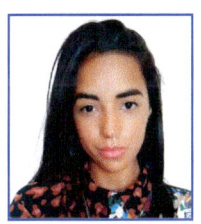

AMANNDA MARYLLYA DINIZ SILVA
Fonoaudióloga pela Universidade Federal de Pernambuco (UFPE)
Residência Multiprofissional em Cuidados Paliativos pelo Hospital Universitário Oswaldo Cruz (UPE)

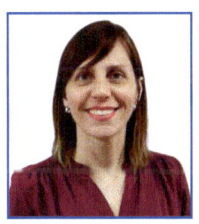

ARIELLA FORNACHARI RIBEIRO BELAN
Fonoaudióloga pela Universidade Federal de São Paulo (Unifesp)
Especialização em Neurolinguística pela Faculdade de Medicina da Universidade de São Paulo (FMUSP)
Doutora em Ciências pelo Departamento de Neurologia da Faculdade de Medicina da Universidade de São Paulo (FMUSP)
Pós-Doutora em Neuropsicogeriatria pelo Departamento de Psiquiatria da FMUSP
Certificado pelo Método *Lee Silverman Voice Treatment* (LSVT) e pelo Método PROMPT – Nível 1 (*Prompts for Reestructuring Oral Muscular Phonetic Targets*)
Docente do Curso de Pós-Graduação *Latu Sensu* do Grupo Educacional CENSUPEG
Atuação na Área de Fonoaudiologia com Ênfase em Alterações de Linguagem, Cognição, Fala e Deglutição em Pacientes com Distúrbios Neurológicos Adquiridos

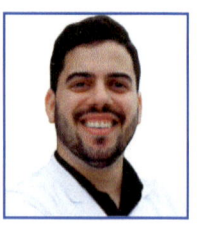

ARTHUR FERNANDES DA SILVA
Médico pela Universidade Federal do Cariri (UFCA)
Residência em Medicina de Família e Comunidade pela Secretaria Municipal de Saúde do Recife
Residente em Medicina Paliativa pelo Instituto de Medicina Integral Professor Fernando Figueira (IMIP)
Mestrando em Cuidados Paliativos pelo IMIP
Membro dos Grupos de Trabalho de Espiritualidade e Saúde e de Cuidados Paliativos da Sociedade Brasileira de Medicina de Família e Comunidade e de Atenção Primária da Academia Nacional de Cuidados Paliativos
Servidor da Secretaria de Estado de Saúde do Distrito Federal

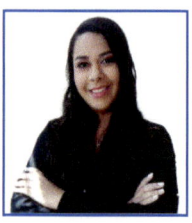

CAMILLA THALYA DA SILVA BATISTA
Fonoaudióloga pela Universidade Federal de Pernambuco (UFPE)
Residência pelo Programa de Residência Multiprofissional em Saúde do Idoso pelo Instituto de Medicina Integral Prof. Fernando Figueira (IMIP)

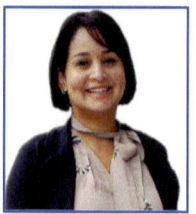

DANIELLE MARIA DA SILVA OLIVEIRA
Doutoranda em Ciências da Saúde pela Universidade de Pernambuco (UFPE)
Mestre em Saúde Coletiva pela UFPE
Fonoaudióloga do Hospital Universitário Oswaldo Cruz e do Hospital das Clínicas
Tutora/Docente da Residência Multiprofissional Integrada em Saúde Coletiva e Preceptora/Docente da Residência Multiprofissional em Cuidados Paliativos (UPE)

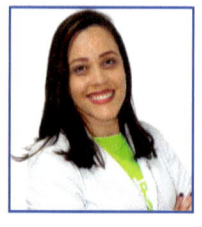

ELAINE CRISTINA BEZERRA DOS SANTOS
Fonoaudióloga pela Universidade Federal de Pernambuco (UFPE)
Mestre em Cirurgia pela UFPE
Especialista em Oncologia e Disfagia pelo CFFa
Coordenadora do Serviço de Fonoaudiologia do Hospital de Câncer de Pernambuco

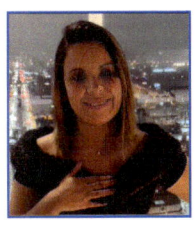

ELIZANGELA APARECIDA BARBOSA
Graduada em Fonoaudiologia pela Universidade Metodista de São Paulo
Especialização em Voz pelo Instituto do Câncer Arnaldo Vieira de Carvalho
MBA em Gestão de Promoção de Saúde e Qualidade de Vida pela Associação Brasileira de Qualidade de Vida e pela Universidade Corporativa ABRAMGE em convênio com o Centro Universitário São Camilo
Pesquisadora Social do IEE – PUC-SP
Atuou em Movimento Social da Arquidiocese de São Paulo
Elaboradora de Questões para Concursos
Certificação Internacional em *Wellness Coaching* e *Health Coaching 360°*
Diretora do Serviço de Fonoaudiologia na Empresa FONOHOUSE
Membro da Sociedade Brasileira de Fonoaudiologia Associação Brasileira de Qualidade de Vida
Autora dos Livros: *Fononcologia* (científico), *Estórias da Língua Lili* (infantil), *Profissionais da Saúde e Home Care*, *Fonoaudiologia e Home Care*, *Manual Prático de Disfagia e Home Care* e *Manual Prático do Desenvolvimento Infantil*
Sócia-Fundadora e Presidente do Conselho da Franquia BIOHOUSE TERAPIAS

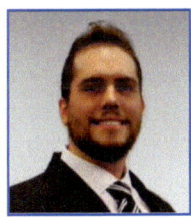

FELIPE MORETI
Fonoaudiólogo Especialista em Voz, Disfagia e Motricidade Orofacial pelo Conselho Federal de Fonoaudiologia (CFFa)
Mestre e Doutor em Distúrbios da Comunicação Humana pela Universidade Federal de São Paulo (Unifesp)
Docente e Orientador dos Cursos de Especialização em Voz do Centro de Estudos da Voz (CEV)
Especialização em Disfagia do Centro Universitário Saúde ABC - CUSABC/Faculdade de Medicina do ABC (FMABC)
Fonoaudiólogo do Complexo Hospitalar Municipal de São Bernardo do Campo (CHMSBC)
Vice-Coordenador do Departamento de Voz da Sociedade Brasileira de Fonoaudiologia (SBFa) – Gestão: 2017-2019
Coordenador do Comitê de Fononcologia do Departamento de Voz da SBFa – Gestão: 2020-2022

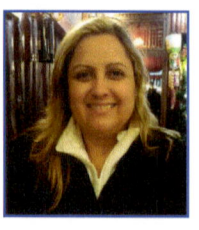

HILDA HELENA PIMENTA NOGUERA SERVIN
Fonoaudióloga pela Universidade de São Francisco, EUA
Especialização em Motricidade Orofacial pela UNAERP
Aperfeiçoamento em Reabilitação de Voz e Deglutição Pós-Cirurgia de Cabeça e Pescoço – Otorrinolaringologia e Cabeça e Pescoço – HC Unicamp
Aperfeiçoamento em Voz – Doenças Benignas da Laringe – Otorrinolaringologia e Cabeça e Pescoço – HC Unicamp
Capacitação em Laserterapia para Fonoaudiólogos, Laserterapia na Oncologia e Tratamento de Feridas
Fonoaudióloga Clínica na empresa Unimed Campinas
Atuação em Consultório e *Home Care* em casos de Disfagia, MO, Voz e Laserterapia
Reabilitação de Voz e Deglutição Pós-Cirurgia de Cabeça e Pescoço – Ambulatório da Disciplina de Cirurgia de Cabeça e Pescoço – HC Unicamp, como Fonoaudióloga Responsável pelo setor (2003 a 2007)
Reabilitação de Voz e Deglutição Pós-Cirurgia de Cabeça e Pescoço – Ambulatório de Otorrinolaringologia e Cabeça e Pescoço – HC Unicamp, como Fonoaudióloga da equipe (2004 a 2007)

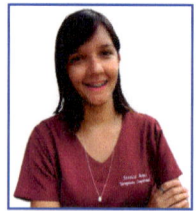

JESSICA MAYARA SANTOS ALVES
Graduação em Terapia Ocupacional pela Universidade Estadual de Ciências da Saúde de Alagoas (UNCISAL)
Especialização em Saúde da Família pelo Programa de Residência Multiprofissional em Saúde da Família da Secretaria de Saúde do Recife (SESAU/PE)
Residência Multiprofissional em Cuidados Paliativos pelo Instituto de Medicina Integral Professor Fernando Figueira (IMIP)

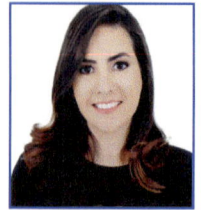

JESSYCA VANESSA DOS SANTOS BARBOSA
Fonoaudióloga pela Universidade Federal de Pernambuco (UFPE)
Residência Multiprofissional em Saúde da Família pelo Centro de Ciência da Saúde da Universidade Federal de Pernambuco (CCS-UFPE)
Pós-Graduanda em Fonoaudiologia Neopediátrica pela Faculdade Inspirar

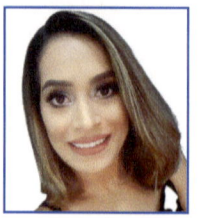

JEYSE POLLIANE DE OLIVEIRA SOARES BERNARDES
Fonoaudióloga do Hospital Universitário Oswaldo Cruz e do Espaço Evolute
Avaliadora do Desenvolvimento MERG (Fiocruz)
Residência Multiprofissional em Cuidados Paliativos (HUOC-UPE)
Terapeuta Neuroevolutivo Bobath

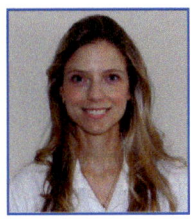

KARINA BERNARDIS BÜHLER
Doutora em Ciências da Reabilitação pela Faculdade de Medicina da da Universidade de São Paulo (FMUSP)
Fonoaudióloga do Hospital Universitário da USP
Preceptora do Programa de Residência Multiprofissional em Promoção à Saúde e Cuidado na Atenção Hospitalar HU USP

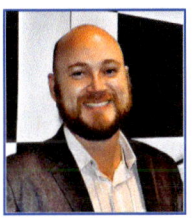

MÁRCIO JOSÉ DA SILVA MOREIRA
Fonoaudiólogo Especialista em Disfagia e Motricidade Orofacial pelo Conselho Federal de Fonoaudiologia (CFFa)
Doutor em Bioética, Ética Aplicada e Saúde Coletiva pela Universidade Federal do Rio de Janeiro (UFRJ)
Mestre em Ciências Médicas pela Universidade do Estado do Rio de Janeiro (UERJ)
Professor Adjunto do curso de Graduação em Fonoaudiologia do Instituto de Saúde de Nova Friburgo da Universidade Federal Fluminense (UFF)
Líder do Grupo de Pesquisa: Núcleo de Estudos em Deglutição e Disfagia (NEDD/UFF)
Vice-Coordenador do Comitê de Fononcologia do Departamento de Voz da Sociedade Brasileira de Fonoaudiologia (SBFa) – Gestão: 2017-2019

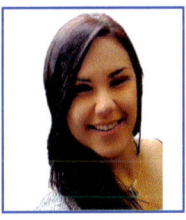

MARIA GABRIELLA PACHECO DA SILVA
Fonoaudióloga pela Universidade Federal de Pernambuco (UFPE)
Residência Multiprofissional em Saúde da Família (IMIP-PE)
Especialização em Saúde Coletiva e Motricidade Orofacial pelo Conselho Federal de Fonoaudiologia (CFFa)
Mestre em Saúde da Comunicação Humana (UFPE)
Doutoranda em Saúde Pública (IAM-Fiocruz-PE)
Fonoaudióloga do Centro Integrado de Saúde Amaury de Medeiro (CISAM – Universidade de Pernambuco)
Docente do Departamento de Fonoaudiologia da UFPE e Universidade São Miguel
Docente do Curso/Programa de Pós-Graduação em Disfagia e Motricidade Orofacial (Atrios Bahia-SA)

COLABORADORES

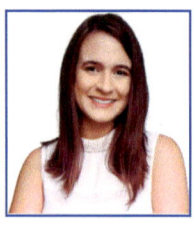

NATÁLIA DE CASTRO E SILVA MARTINS
Fonoaudióloga pela Universidade Federal de Pernambuco (UFPE)
Residência Multiprofissional em Cuidados Paliativos pelo Instituto de Medicina Integral Professor Fernando Figueira (IMIP)
Mestranda em Saúde da Comunicação Humana pela Universidade Federal de Pernambuco (UFPE)

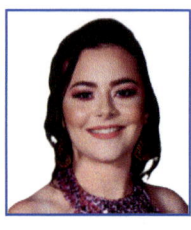

THAÍS DE SIQUEIRA MANTA
Graduada em Fisioterapia pela Universidade Federal de Pernambuco (UFPE)
Residência Multiprofissional em Cuidados Paliativos pelo Instituto de Medicina Integral Professor Fernando Figueira (IMIP)
Pós-Graduanda em Oncologia pelo Instituto Paiva

SUMÁRIO

1. **CUIDADOS PALIATIVOS: CONCEITOS ESSENCIAIS** 1
   Arthur Fernandes da Silva

2. **ATUAÇÃO DO FONOAUDIÓLOGO EM CUIDADOS PALIATIVOS: UM PANORAMA GERAL** 5
   Elizangela Aparecida Barbosa • Natália de Castro e Silva Martins

3. **CONTRIBUIÇÕES DA FONOAUDIOLOGIA NOS CUIDADOS PALIATIVOS EM PACIENTES ONCOLÓGICOS ADULTOS** 13
   Felipe Moreti • Márcio José da Silva Moreira

4. **ATUAÇÃO FONOAUDIOLÓGICA NA ONCOPEDIATRIA** 21
   Elaine Cristina Bezerra dos Santos

5. **CUIDADOS PALIATIVOS EM CRIANÇAS COM CONDIÇÕES MÉDICAS COMPLEXAS: ATUAÇÃO FONOAUDIOLÓGICA** 29
   Karina Bernardis Bühler

6. **CUIDADOS PALIATIVOS EM UTI NEONATAL** 37
   Jessyca Vanessa dos Santos Barbosa • Maria Gabriella Pacheco da Silva

7. **ABORDAGEM FONOAUDIOLÓGICA EM PACIENTES COM A SÍNDROME CONGÊNITA DO ZIKA SOB A ÓTICA PALIATIVISTA** 47
   Danielle Maria da Silva Oliveira • Amannda Maryllya Diniz Silva Jeyse Polliane de Oliveira Soares Bernardes

8. **ATIVIDADES SIGNIFICATIVAS E MEDIDAS DE CONFORTO EM CUIDADOS PALIATIVOS** 55
   Camilla Thalya da Silva Batista • Jessica Mayara Santos Alves Thaís de Siqueira Manta

9. **CUIDADOS PALIATIVOS E LINGUAGEM** 59
   Ariella Fornachari Ribeiro Belan

10 ATUAÇÃO FONOAUDIOLÓGICA NA PARALISIA FACIAL BILATERAL EM PACIENTE COM LEUCEMIA LINFOBLÁSTICA AGUDA COM USO DE FOTOBIOMODULAÇÃO E BANDAGEM ELÁSTICA COMO CUIDADO PALIATIVO 73
Hilda Helena Pimenta Noguera Servin

11 AÇÃO DO OTORRINOLARINGOLOGISTA JUNTO AO PACIENTE EM CUIDADOS PALIATIVOS 83
Alessandra Esteves da Silva Fukusato

12 ATUAÇÃO FONOAUDIOLÓGICA EM CASOS DE COVID-19 95
Elizangela Aparecida Barbosa

ÍNDICE REMISSIVO 101

Manual Prático de Cuidados Paliativos em Fonoaudiologia

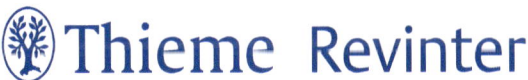

CUIDADOS PALIATIVOS: CONCEITOS ESSENCIAIS

Arthur Fernandes da Silva

Os Cuidados Paliativos (CCPP) constituem uma rede de princípios que envolve, de acordo com a Organização Mundial da Saúde (OMS), "uma abordagem que visa melhorar a qualidade de vida de pacientes e familiares no contexto de uma doença grave e ameaçadora da vida por meio da prevenção, do alívio do sofrimento, da identificação precoce e do tratamento impecável da dor e de outros sintomas e problemas físicos, psíquicos, sociais e espirituais".[1]

Os CCPP se estruturam a partir dos seguintes pilares fundamentais: trabalho multidisciplinar, controle de sintomas impecável, boa comunicação e apoio à família, inclusive no luto.[2] Além disso, dentre os princípios a partir dos quais os CP se organizam e constroem um projeto terapêutico para pessoas convivendo com uma doença ameaçadora à vida, destacam-se a afirmação da vida e entendimento da morte como processo natural; a integração dos aspectos psicológicos e espirituais ao cuidado da pessoa; e o oferecimento de um sistema de suporte com equipe multiprofissional para que essa pessoa viva com a melhor qualidade possível e próxima de sua família, a qual também demanda cuidados.[3] Esses princípios dialogam diretamente com outros atributos do cuidado em saúde que qualificam sua ação,[4,5] como a abordagem familiar e a competência cultural, isto é: a perspectiva de planejamento de cuidados deve se orientar pela compreensão do indivíduo e suas necessidades de saúde com visão holística,[6] inseridas em um micro contexto familiar, o qual se relaciona com o macro contexto comunitário ou social através de práticas, valores e crenças concebidas dentro de cada cultura.

A abordagem dos CCPP em todos os níveis de atenção à saúde, pela sua importância e integração com os indivíduos e suas demandas, passa pela defesa inegociável dos princípios e atributos referidos acima, no sentido da garantia de cuidado em saúde digno e orientado para as complexas necessidades das pessoas.

ENTENDENDO AS NECESSIDADES DE CUIDADOS PALIATIVOS

Tendo em vista o expressivo aumento da prevalência e da morbimortalidade por doenças crônicas não transmissíveis como doenças cardiovasculares e cerebrovasculares, bem como cânceres ou doenças neurológicas, além de insuficiências orgânicas, a demanda por Cuidados Paliativos em todo o mundo cresceu nas últimas décadas. Estimativas da OMS apontam que cerca de 40 milhões de pessoas apresentam necessidades de cuidados paliativos, sendo 78% delas residentes em países de renda média a baixa e, não obstante, apenas 14% das pessoas com necessidades de cuidados paliativos em todo o globo os recebem de forma apropriada.[7]

Para pensar a prestação de serviços de cuidados paliativos no Brasil, gestores e trabalhadores do sistema de saúde precisam levar em consideração, ainda, a tripla carga de doenças que o país enfrenta. Vilaça delimita esse fenômeno na situação epidemiológica brasileira como a convivência com problemas não resolvidos no tocante às doenças infecciosas e parasitárias, desnutrição e outros relativos à saúde sexual e reprodutiva; a crescente pressão das causas externas e as adversidades que acompanham as doenças crônicas não transmissíveis e seus condicionantes, como obesidade, tabagismo e sedentarismo.[8] Nesse contexto, é possível conceber, no Brasil, um continente de demandas por cuidados paliativos que envolve indivíduos das mais diversas faixas etárias, situações socioeconômicas, distribuições geográficas, perfis de doenças, suporte familiar e social e acesso aos serviços de saúde – dos mais básicos aos mais complexos –, entre outros determinantes.

A Academia Nacional de Cuidados Paliativos (2018),[9] orienta que os gestores dos sistemas de saúde nos diferentes níveis estruturem as ofertas de cuidados paliativos em ordem de complexidade, sendo:

A) *Políticas e normativas institucionais de cuidados paliativos:* estratégias para integrar competências necessárias para a prestação de bons cuidados paliativos em ambientes não especializados, podendo envolver treinamentos institucionais, elaboração de protocolos e guias de boas práticas para avaliação e manejo de sintomas, elaboração de Diretivas Antecipadas de Vontade, entre outras iniciativas.

B) *Cuidado paliativo geral:* um conjunto mais sofisticado de profissionais com conhecimentos, habilidades e atitudes fundamentais para os cuidados paliativos e comuns à algumas áreas, como medicina de família e comunidade e demais categorias da APS, bem como Atenção Domiciliar, cardiologia, oncologia, nefrologia, neurologia, medicina intensiva, pediatria e geriatria, as quais não têm os CP como principal foco de atividades, mas frequentemente cuidam de pessoas com doenças que ameaçam à vida e demandam cuidados paliativos. Nesse ínterim, esses profissionais devem ter conhecimentos mais aprofundados no manejo de sintomas físicos ou psíquicos, comunicação efetiva, empática e honesta além dos cuidados para conforto durante a finitude.

C) *Cuidado paliativo especializado:* esses serviços costumam cuidar de pessoas com as necessidades mais complexas em cuidados paliativos, como sintomas desconfortáveis e refratários a outros tratamentos iniciais, demandas psicossociais difíceis, necessidades de comunicação avançada e planejamento e cuidado à finitude em situações adversas. Portanto, albergam os profissionais que têm nos Cuidados Paliativos seu principal foco de trabalho, com equipes multiprofissionais mais completas, maior quantidade de recursos e/ou infraestrutura, em geral a nível hospitalar, e também têm capacidade para promover a formação de recursos humanos em cuidados paliativos, seja através de cursos, especializações ou residências médicas ou multiprofissionais. Dividem em graus I, II e III, em ordem de infraestrutura, disponibilidade de leitos e capacidade de formação de recursos humanos em saúde.

CUIDANDO COMO UM TODO: PESSOAS, FAMÍLIAS E EQUIPES

Na esteira do cuidado em saúde integral, é mister considerar as diferentes contribuições das categorias profissionais à relação equipe-paciente/família e ao processo terapêutico como um todo. Médicos, enfermeiros e técnicos em enfermagem, psicólogos, fonoaudiólogos, fisioterapeutas, assistentes sociais, nutricionistas, terapeutas ocupacionais, odontólogos, profissionais de educação física, assistentes espirituais (ou capelães), profissionais de serviços gerais, copeiras, seguranças, voluntários e profissionais técnico-administrativos: todos fazem parte da equipe ampliada que se presta à enxergar, em verdade, necessidades físicas, emocionais, sociais e espirituais de pessoas que convivem com doenças graves e seus familiares, que costumam adoecer junto ao longo da história natural da doença. A avaliação impecável do binômio paciente-família depende e é potencializada pela multiplicidade de olhares e pela articulação de saberes de forma multiprofissional e interdisciplinar.[10]

Por fim, mas não menos importante, é fundamental recordar aos profissionais que toda forma de cuidado envolve certo tipo de investimento, isto é, tem um custo. Isso é importante para desenvolver um olhar empático em direção à família que cuida do paciente com uma doença grave (cuidador familiar/informal) e também para si (cuidador profissional). Ser capaz de perceber o custo do cuidado na prática é uma competência que pode e deve ser desenvolvida, na graduação e na pós-graduação, como instrumento de autoconhecimento e também para a prevenção de problemas como as síndromes de Burnout e de Fadiga por Compaixão.[11]

Pessoas cuidando de pessoas, com todas as *nuances* e complexidades agregadas: uma excelente síntese sobre os Cuidados Paliativos.

REFERÊNCIAS BIBLIOGRÁFICAS

1. World Health Organization – WHO. WHO Definition of palliative care/WHO Definition of palliative care for children. Geneva: World Health Organization, 2002. Disponível em: http://www.who.int/cancer/palliative/definition/en/
2. Neto I. Princípios e filosofia dos cuidados paliativos. In: António Barbosa & Isabel Neto (eds.). Manual de Cuidados Paliativos. Lisboa: Faculdade de Medicina; 2006. p. 17-52.
3. Matsuomoto DY. Cuidados Paliativos: conceito, fundamentos e princípios. In: Carvalho RT; Parsons HA (orgs.). Manual de Cuidados Paliativos. São Paulo: Academia Nacional de Cuidados Paliativos (ANCP); 2012. p. 23-30.
4. Like RC, Steiner RP, Rubel AJ. Recommended core curriculum guidelines on culturally sensitive and competent health care. Fam Med. 1996;28(4):291-7.
5. Cheragi-Sohi S, Bower P, et al. What are the key attributes of primary care for patients? Building a conceptual map of patient preferences. Health Expect 2006;9(3):275-84.
6. Medeiros KKAS, Pinto Júnior EP, Bousquat Aylene MMG. O desafio da integralidade no cuidado ao idoso, no âmbito da Atenção Primária à Saúde. Saúde debate [Internet], 2017;41(3):288-295. Disponível em: http://www.scielo.br/scielo.php?script=sci_arttext&pid=S0103-11042017000700288&lng=pt.
7. World Health Organization - WHO. Palliative care fact sheets. Geneva: World Healh Organization, 2018. Disponível em: https://www.who.int/news-room/fact-sheets/detail/palliative-care
8. Mendes EV. As redes de atenção à saúde. Ciênc Saúde Coletiva. [Internet], 2005;15(5):2297-2305. Disponível em: http://www.scielo.br/scielo.php?script=sci_arttext&pid=S1413812320100005000005&lng=en.
9. Academia Nacional de Cuidados Paliativos - ANCP. Análise Situacional e Recomendações da ANCP para Estruturação de Programas de Cuidados Paliativos no Brasil, 2018. Disponível em: https://paliativo.org.br/wp-content/uploads/2018/12/ANALISE-SITUACIONAL_ANCP-18122018.pdf
10. D'alessandro MPS, Pires CT, Forte DN (coords.). Manual de Cuidados Paliativos. São Paulo: Hospital Sírio-Libanês; Ministério da Saúde, 2020.
11. Kovacs MJ. Cuidando do cuidador profissional. In: Bertachini, L; Pessini, L (orgs.). Encanto e responsabilidade no cuidado da vida: lidando com desafios éticos em situações críticas e de final de vida. São Paulo: Paulinas, Centro Universitário São Camilo; 2011. p. 71-103.

ATUAÇÃO DO FONOAUDIÓLOGO EM CUIDADOS PALIATIVOS: UM PANORAMA GERAL

CAPÍTULO 2

Elizangela Aparecida Barbosa
Natália de Castro e Silva Martins

A equipe multiprofissional envolvida nos Cuidados Paliativos (CP) é composta por enfermeiro, psicólogo, médico, assistente social, profissional de educação física, fonoaudiólogo, farmacêutico, nutricionista, fisioterapeuta, terapeuta ocupacional, dentista e assistente espiritual. O principal objetivo desse trabalho integrado é proporcionar conforto, melhorar o bem-estar, promover qualidade de vida e atender todas as necessidades dos pacientes e dos membros da sua rede de apoio neste processo de finitude.

O profissional paliativista deve compreender o paciente e a sua família como o centro gerador das decisões, propiciar-lhes dignidade e respeito, ajudando-os no enfrentamento da doença e na aceitação da morte como uma etapa natural da vida.[1]

O PAPEL DO FONOAUDIÓLOGO

A presença do fonoaudiólogo na equipe de Cuidados Paliativos ainda é timidamente encarada pela Fonoaudiologia e pelos demais profissionais, porém o seu papel é importantíssimo. Poucos são os fonoaudiólogos que fazem parte, de fato, de uma equipe de CP.[2] Tal fato ocorre, provavelmente porque a educação sobre questões relacionadas à morte e ao morrer ainda não é muito abordada na formação acadêmica, tornando assim a presença deste profissional nas equipes de Cuidados Paliativos escassa e muitas vezes desconhecida.[3]

Muitos pacientes em processo de fim de vida apresentam diversas dificuldades que são de competência do fonoaudiólogo, entre elas podemos destacar alterações na alimentação ou na comunicação, seja pelo próprio processo natural de adoecimento ou por questões relacionadas a efeitos colaterais dos tratamentos ou a medicamentos utilizados no alívio dos sintomas.

Em 2016, o Conselho Federal de Fonoaudiologia emitiu o parecer n° 42/2016, que destaca as atribuições do fonoaudiólogo: contribuir com o alívio dos sintomas e com a qualidade de vida do paciente. Assim como, na busca por avaliar a dificuldade de deglutir, sugerir adaptações para proporcionar uma alimentação segura e prazerosa, como também estratégias para uma boa comunicação. Outro destaque do documento, está relacionado às situações em que não é mais possível a alimentação por via oral, nesses casos, compete ao fonoaudiólogo orientar sobre as possíveis vias de alimentação, minimizando o sofrimento do paciente e da família.[4]

O FOCO E OLHAR NA DISFAGIA

No modelo convencional de cuidado, o trabalho do fonoaudiólogo consiste, predominantemente, na redução de riscos relacionados à disfagia, que envolvam a saúde pulmonar, a desidratação e a desnutrição do paciente.

O fonoaudiólogo deve estar atento aos sinais sugestivos de alteração da deglutição como: tosse e engasgos antes, durante e após as refeições; o tempo utilizado para as refeições; a sialorreia ou xerostomia; a dificuldade de engolir alimentos ou remédios por medo e/ou dor ao engolir; entre outros.[5]

Na atuação fonoaudiológica com pacientes em CP ou em fim de vida, a suspensão da dieta por via oral e a indicação da via alternativa pode ser recusada pelo paciente e cabe ao fonoaudiólogo otimizar a alimentação por via oral de forma segura e minimizar os riscos de broncoaspirações de alimento para a via aérea inferior, ativando os mecanismos protetivos funcionais existentes ou adaptados.[1]

Em alguns casos, o paciente ou o próprio familiar pode deixar a decisão de não usar a via alternativa de alimentação registrada.[6] Existem documentos específicos para a explanação dos desejos do paciente em fim de vida, sendo eles as diretivas antecipadas de vontade e o testamento vital, onde toda a equipe deve respeitar as decisões dos pacientes e de seus familiares acerca das condutas que deverão ser tomadas.[7]

Nos casos de disfagia sem indicação ou aceitação de via alternativa de alimentação, o fonoaudiólogo poderá sugerir modificações na postura de cabeça ou mudanças de posição para uma deglutição mais segura; modificação quando necessário, da consistência dos alimentos, podendo por exemplo, espessar os líquidos ou manter uma dieta mais pastosa, dependendo dos achados da avaliação. Além disso, é possível a realização de estimulações passivas e exercícios ativos com o intuito de melhorar os aspectos da deglutição a depender do avanço da doença e dos benefícios que isso trará ao paciente.[5,8]

O fonoaudiólogo deverá monitorar e acompanhar a administração da dieta, que muitas vezes apenas tem o objetivo de manutenção do prazer, monitorar a higiene oral e manter o gerenciamento de deglutição de saliva, a fim de evitar pequenas aspirações que possam levar a graves pneumonias. Em alguns casos, a organização da oferta da dieta em dias e horários específicos ou a realização da estimulação gustativa, poderão ser realizadas com o intuito de promover o mínimo prazer ao paciente e a sua família, já que existe toda uma questão sociocultural envolvida na alimentação.[9]

A vontade do paciente em se alimentar e o papel que o alimento representa em seu cotidiano devem ser levados em consideração, objetivando prazer e qualidade.[5] As dificuldades de alimentação podem impactar na qualidade de vida não somente do paciente, mas também de seu cuidador, já que questões emocionais e sociais vinculadas ao ato de alimentar são, muitas vezes, sentidas por quem cuida. Para o cuidador, vivenciar momentos de dificuldade ou impossibilidade de alimentação pode ser algo bastante doloroso e desafiador.[10]

Em determinados quadros clínicos, o processo de óbito se dá em decorrência da doença de base do paciente e não pela ausência de alimentação e hidratação, entretanto, esta situação pode ser de difícil entendimento pelo cuidador ou familiar, podendo causar ansiedade e consequente impacto emocional negativo.[10,11]

É de suma importância conhecer a opinião e a vontade dos pacientes e de seus familiares quanto à preferência de via alimentar, pois isso poderá influenciar positivamente nos cuidados do fonoaudiólogo e da equipe multiprofissional que buscam medidas que promovam qualidade no fim de vida e conforto. Logo, os profissionais poderão decidir em conjunto e orientar a via de alimentação com menos malefícios e mais prazerosa, sempre que possível e segura.[5]

Vale salientar que alguns pacientes em leito de morte solicitam água, ou algum alimento específico em comum acordo com equipe médica e família; mesmo que não sendo tão seguro por se tratar de um último desejo do paciente entendemos que é importante essa flexibilidade e acolhida na terminalidade. É muito comum após desejo realizado o paciente posteriormente ir a óbito.[12]

O TRABALHO COM A COMUNICAÇÃO

Alguns pacientes em CP podem apresentar a comunicação comprometida por diversos fatores, entre eles podemos destacar:

- Fraqueza generalizada.
- Fadiga.
- Rebaixamento do nível de consciência.
- Efeitos colaterais de medicações.
- Comprometimentos de quadros neurológicos que podem afetar o controle respiratório, a mobilidade da musculatura de fala e da deglutição, a memória, a atenção e o acesso lexical de palavras, por exemplo.[13]

No que compete à comunicação ou aos distúrbios da linguagem, o fonoaudiólogo avalia as dificuldades e busca assegurar o desenvolvimento de estratégias que facilitem o processo comunicativo entre todos os envolvidos (doente, família e/ou cuidadores informais, amigos e equipe interdisciplinar), readaptando a linguagem oral ou estabelecendo uma comunicação efetiva não verbal. Cabe ao profissional estabelecer medidas alternativas de comunicação oral (tabelas de comunicação, gestos ou atribuição de significado a determinadas manifestações corporais). Nos casos em que o fonoaudiólogo identificar os benefícios da utilização do método de Comunicação Aumentativa e Alternativa, deverá informar ao paciente o mais precocemente possível, explicando aos envolvidos que serão medidas para promover a comunicação quando estiver mais difícil de manter a linguagem oral.[14]

As dificuldades de comunicação podem prejudicar a compreensão que o doente tem a respeito das suas possibilidades de tratamento e podem limitá-lo na hora de expor suas escolhas, decisões, comprometendo também suas relações sociais.[15]

LASERTERAPIA

A laserterapia vem auxiliar os(as) fonoaudiólogos(as) em suas práticas diárias como uma ferramenta complementar ao trabalho em cuidados paliativos tornou-se aliado importante para propiciar qualidade de vida aos pacientes.

É um tratamento não invasivo com baixa contraindicação e não medicamentoso, que consiste na absorção da luz e sua utilização na atividade celular. O estímulo luminoso é o gatilho para a regulação do metabolismo e regeneração celular.[16]

O *laser* deve ser indicado com critérios e dentro de um plano terapêutico e a aplicação por profissionais habilitados com formação específica de laserterapia, a fim de garantir resultados satisfatórios.

O *laser* tem ação sobre diversos tecidos: ósseo, epitélio, conjuntivo, muscular e nervoso. E cada tecido interage de maneira diferente com os diversos comprimentos de onda.[12]

Na laserterapia os comprimentos de onda com maior penetração no tecido humano são o vermelho e o infravermelho.[16]

A laserterapia é aplicada local e via sistêmica, que é o ILIB via uma pulseira, no qual a luz percorre a corrente sanguínea.[16]

A laserterapia tem o efeito cicatrizante e analgésico. Vejam abaixo algumas das doenças que, tratadas com *laser*, melhoram a qualidade de vida de seus pacientes:

- Alzheimer, Parkinson, autismo, esclerose múltipla lateral, disfagia, síndrome de Guillan Barré, síndrome de Rett, acidente vascular cerebral (AVC), acidente vascular cerebral encefálico (AVCE), esclerose múltipla amiotrófica, demências, paralisia facial, problemas vocais, rinite, disfonia, paralisia motora, entre outras.[12]

Existem duas formas de aplicação que são complementares uma a outra forma local com incidência no local e região de regeneração celular; ou via sistêmica.

A laserterapia sistêmica (ILIB) é uma modalidade terapêutica que consiste na irradiação do sangue.

A laserterapia sistêmica tem ação imunológica; pois ativa as células de defesa circulantes de forma preventiva, resultando em menor inflamação por lesão. A ação fotodinâmica em membranas aumenta a permeabilidade, favorecendo a entrada de cálcio e a estimulação celular.[16]

Principais efeitos da ILIB:

- Antioxidante.
- Antiagregante plaquetário – enzima PGEI2.
- Melhora da capacidade hemorreológica das hemácias.
- Efeitos anti-inflamatórios.
- Fotodesligamento do NO – angiogênese.
- Ação nos lipídeos sanguíneos.
- Ativação de células do sistema imunológico.

Indicações da ILIB:

- Irradiação em artéria radial.
- Melhora do sono.
- Melhora do humor e estado emocional.
- Melhor *performance* em esportes.
- Melhora da disposição em geral.
- Recuperação cirúrgica e pós-parto.
- Stress, insônia e fadiga.
- Drenagem linfática.
- Complicações cardíacas e vasculares.
- Recuperação de atletas.
- Doenças neurológicas.
- Doenças crônicas.
- Artrites, fibromialgia e outras doenças inflamatórias.

Contraindicação da ILIB:

- Pacientes que fazem uso de Marevan, antes de iniciar a laserterapia precisam ir ao médico realizar a substituição do medicamento.
- Pacientes em tratamentos oncológicos apenas com autorização do médico responsável em casos de cuidados paliativos das mais variadas patologias tem sido usado para efeito analgésico em pacientes em fase terminal da doença, com autorização médica e termo de consentimento livre esclarecido do responsável legal do paciente; como terapia de alívio e conforto.[17]

Tratamento com ILIB:

- O tratamento é realizado por um profissional da saúde devidamente capacitado com curso de laserterapia com carga horária de no mínimo 20 horas com prática terapêutica.
- É realizada avaliação na qual o paciente apresenta diagnóstico médico e o profissional avalia a necessidade e os benefícios da ILIB para cada caso. Vale ressaltar que o protocolo de aplicação é de 10 sessões contínuas e para doenças crônicas e neurológicas com manutenção após as 10 sessões semanais 1 vez por semana.
- O tempo de aplicação é cerca de 30 minutos ou metade do peso para crianças e animais.[17]

A ILIB tem o efeito cicatrizante e analgésico. Vejam abaixo as algumas das doenças que, tratadas com *laser*, melhoram a qualidade de vida de seus pacientes:

- Diabetes, doenças cardiorrespiratórias, artrite, fibromialgia, doenças inflamatórias, Alzheimer, Parkinson, autismo, esclerose múltipla lateral, disfagia, síndrome de Guillan Barré, síndrome de Rett, acidente vascular cerebral (AVC), acidente vascular cerebral encefálico (AVCE), esclerose múltipla amiotrófica, demências, paralisia facial, problemas vocais, rinite, disfonia, paralisia motora, síndromes, entre outras.[16]

O PAPEL ALÉM DA FONOAUDIOLOGIA

A atuação do fonoaudiólogo conforme a progressão da doença e do estado geral do paciente terá maior foco junto aos cuidadores e familiares. Nessa fase, é muito importante que o paciente e a família reconheçam que os objetivos de toda a equipe estão mudando, e o principal foco é o conforto e o alívio do sofrimento.[9]

A fonoterapia pode contribuir ativamente dentro da equipe multiprofissional de cuidados paliativos avaliando, prevenindo, reabilitando e mantendo uma deglutição de forma segura e prazerosa ao indivíduo, gerenciando os riscos de broncoaspiração e melhorando sua qualidade de vida em um momento tão difícil, buscando sempre uma maior integração social e familiar, com intervenções objetivas e pontuais pautas nos princípios dos cuidados paliativos.[5,15,18] A atuação fonoaudiológica em cuidados paliativos é algo novo, que deve ser amplamente discutido em todas as esferas da profissão.[9]

REFERÊNCIAS BIBLIOGRÁFICAS

1. Moreira MJS, et al. Contribuições da Fonoaudiologia nos cuidados paliativos e no fim da vida. Revista CoDAS. n. 32, v. 4, 2020.

2. Calheiros AS, Albuquerque CL. A Vivência da Fonoaudiologia na Equipe de Cuidados Paliativos de um Hospital Universitário do Rio de Janeiro. Revista do Hospital Universitário Pedro Ernesto. v. 11, p. 94-98, 2012.
3. Taquemori LY. Multidisciplinaridade e Interdisciplinaridade – Fonoaudiologia. In: Cuidado Paliativo. São Paulo: CREMESP. p.64-66, 2008.
4. Conselho Federal De Fonoaudiologia (Brasil). Parecer nº. 42, de 18 de fevereiro de 2016: Dispõe sobre a atuação do fonoaudiólogo em cuidados paliativos. Parecer aprovado na 1450 SPO do CFFa. Disponível em: https://www.fonoaudiologia.org.br/cffa/wpcontent/uploads/2013/07/parecer-n.-42-2016-cuidados-paliativos.pdf. Acessado em: 27 de setembro de 2020.
5. Luchesi KF, Silveira IC. Cuidados paliativos, esclerose lateral amiotrófica e deglutição: estudo de caso. Revista CoDAS. v. 30, n. 5, 2018.
6. Groher ME. Determination of the risks and benefits of oral feedings. Dysphagia. v. 9, p. 233-235, 1994.
7. D'Alessandro MPS, Pires CT, Forte DN. Diretivas Antecipadas de Vontade e Planejamento Avançado de Cuidados. In: Manual de Cuidados Paliativos, 2020.
8. Bordin AL, Steenhagen C. Manual de Cuidados Paliativos em pacientes com câncer: 1ª. ed. Rio de Janeiro: UNATI, 2009.
9. Brito AF, Barbosa EA. Cuidados Paliativos em Oncologia. In: Fononcologia. Rio de Janeiro: Editora Thieme Revinter. p. 377-384, 2012.
10. Cardoso AFR. Cuidados Paliativos: perfil e percepção do cuidador principal acerca da alimentação. Dissertação do Programa de Pós-Graduação em Ciências Fonoaudiológicas da Faculdade de Medicina da Universidade Federal de Minas Gerais, 2016.
11. Nascimento AG. Papel da nutricionista na equipe de cuidados paliativos. In: Manual de cuidados paliativos. Academia Nacional de Cuidados Paliativos. p. 227-229, 2009.
12. Barbosa E A. Laserterapia e Fonoaudiologia. In: Fonoaudiologia & Home Care Rio de Janeiro: Editora Thieme Revinter. p. 79-80, 2018.
13. Macdonald A, Armstrong L. The contribution of speech and language therapy to palliative medicine. In: Doyle D, Henks G, Cherny N, Calman K. Oxford textbook palliative medicine. 3rd ed. Oxford (UK): Oxford University Press. c. 15.5, s. 15, p. 1057-1063, 2004.
14. Barriguinha CIF, Mourão MTC, Martins JC. Dificuldades de comunicação e deglutição em doentes em cuidados paliativos: visão dos doentes e familiares e/ ou cuidadores informais. Audiol Commun Res. v. 22, 2017.
15. Salt N, Davies, Wilkinson S. The contribution of speech and language therapy to palliative care. European Journal of Palliative Care. v. 6, p.126-129,1999.
16. Barbosa EA. Laser Aplicado na Infância. In: Manual Prático do Desenvolvimento Infantil. Rio de Janeiro: Editora Thieme Revinter. p. 209-215, 2020.
17. Barbosa E. Laserterapia Sistêmica (ILIB). In: Fonoaudiologia & Home Care Rio de Janeiro: Editora Thieme Revinter. p. 81-82, 2018b.
18. Lucena VL. Influência da disfagia na qualidade de vida de pacientes com câncer em cuidados paliativos. Trabalho de Conclusão de Curso apresentado à Coordenação do Curso de Especialização em Cuidados Paliativos, do Centro de Ciências da Saúde, da Universidade Federal da Paraíba, 2019.

CONTRIBUIÇÕES DA FONOAUDIOLOGIA NOS CUIDADOS PALIATIVOS EM PACIENTES ONCOLÓGICOS ADULTOS

CAPÍTULO 3

Felipe Moreti ▪ Márcio José da Silva Moreira

CUIDADOS PALIATIVOS EM PACIENTES ONCOLÓGICOS ADULTOS E O CONTROLE DE SINTOMAS

Os cuidados paliativos são os cuidados voltados à melhoria da qualidade de vida de pacientes que possuam uma doença grave ou potencialmente fatal, como o câncer, direcionando este cuidado à pessoa como um todo e não apenas à sua doença de base,[1] iniciando-se quando o tratamento curativo deixa de ser o objetivo.[2]

Os cuidados paliativos envolvem muitas ações de serviços realizados por uma equipe de profissionais que têm papéis igualmente importantes na assistência ao paciente, incluindo médicos, enfermeiros, psicólogos, assistentes sociais, farmacêuticos, nutricionistas, fisioterapeutas, fonoaudiólogos, terapeutas ocupacionais, dentistas, trabalhadores de apoio e voluntários no apoio ao paciente e sua família.[3,4] Os cuidados paliativos devem ser compreendidos como ações de políticas públicas, integrando o sistema de saúde em todos os níveis de complexidade da rede e atenção à saúde:[5] atenção básica (cuidado longitudinal no acompanhamento dos usuários com doenças ameaçadoras da vida), domiciliar (contribuição para que o domicílio esteja preparado e seja o principal local de cuidado do paciente), ambulatorial (atendimento às demandas em cuidados paliativos provenientes de outros pontos de atenção da rede), hospitalar (controle de sintomas que não sejam passíveis de controle em outros níveis de assistência), urgência e emergência (cuidados no alívio dos sintomas agudizados).[6] A entrega precoce de cuidados paliativos reduz as internações hospitalares desnecessárias e o uso de serviços de saúde.[3]

Na atuação multidisciplinar ao paciente adulto oncológico em cuidados paliativos, o controle de sintomas é um importante aspecto a ser considerado para o bem-estar do paciente. Sintomas como agitação psicomotora, *delirium*, anorexia, ascite, compressão medular, constipação intestinal, convulsões, depressão, diarreia, dor, fadiga, fratura patológica, náuseas, vômitos e sangramentos são alguns sintomas que o paciente oncológico adulto em cuidados paliativos pode apresentar.[7]

Além destes sintomas, existem outros com interferência mais direta nas funções de deglutição e comunicação do paciente oncológico adulto em cuidados paliativos, áreas de atuação e intervenção do fonoaudiólogo, como dispneia, alterações da mucosa oral, linfedema e secreção salivar,[7] sintomas que interferem diretamente no bem-estar e segurança da deglutição do paciente oncológico adulto em cuidados paliativos.

A dispneia precisa ter sua causa base avaliada e tratada/amenizada;[7] o fonoaudiólogo necessita acompanhar mais diretamente pacientes com dispneia, fator de risco para broncoaspiração, principalmente nos casos de pacientes com alimentação via oral liberada para o gerenciamento da segurança da alimentação via oral e/ou necessidade de via alternativa de alimentação.

Com relação às alterações da mucosa oral de pacientes oncológicos adultos, as mais comuns são a xerostomia e a mucosite, podendo interferir diretamente no ato da deglutição, necessitando de condutas terapêuticas como aumento da ingestão hídrica, manutenção da boca sempre úmida, utilização de produtos artificiais substitutos de saliva, aumentar a higiene oral e, em alguns casos, tratamento farmacológico tópico ou sistêmico sob a prescrição e supervisão médica ou farmacêutica.[7]

O linfedema é uma reação adversa bastante comum em pacientes oncológicos adultos, podendo comprometer a mastigação, a deglutição, a fala e a voz principalmente nos casos submetidos à tratamento radioterápico em cabeça e pescoço,[8,9] sendo que este linfedema pode ser acomete estruturas externas (face e pescoço) e internas (estruturas do trato aerodigestivo superior, língua, laringe).[8,9] Quando identificado e tratado em estágios iniciais, o paciente apresenta boa evolução na regressão do linfedema e prevenção de seus efeitos tardios, como a fibrose.[8,10]

Acometimentos neurológicos e mecânicos em pacientes oncológicos adultos em cuidados paliativos, principalmente nos casos mais graves e de doenças avançadas, implicam na dificuldade destes pacientes para a própria deglutição de saliva, podendo gerar desconforto respiratório e até mesmo complicações pulmonares.[7] Para estes casos, medicações anticolinérgicas podem ser utilizadas sob a prescrição e supervisão médica ou farmacêutica,[7] além da atuação fonoaudiológica como exercícios de sistema sensório motor oral e estimulação tátil térmica e/ou gustativa, visando maior automatização e sistematização da deglutição da saliva.

DEGLUTIÇÃO E COMUNICAÇÃO AO PACIENTE ONCOLÓGICO ADULTO EM CUIDADOS PALIATIVOS

O fonoaudiólogo é um dos profissionais de saúde integrantes das equipes de cuidados paliativos,[11] auxiliando no gerenciamento das demandas do paciente, da família e questões relacionadas com o processo de cuidado, principalmente nas dificuldades de deglutição e comunicação,[12] envolvendo aspectos de deglutição, fala, voz e audição.[7]

Além de auxiliar no trabalho de controle de sintomas dos pacientes oncológicos adultos em cuidados paliativos,[7] o fonoaudiólogo possui uma atuação mais diretamente focada na própria deglutição e comunicação destes pacientes, visando à prevenção dos riscos de saúde relacionados à disfagia, possibilitando maior interação entre o paciente e seus familiares e equipe de saúde, melhorando a comunicação do paciente e, consequentemente, sua qualidade de vida.

A preocupação sobre a forma de alimentação do paciente oncológico adulto em cuidados paliativos, principalmente nas etapas mais avançadas da doença, ainda é fonte de discussões entre as equipes de saúde, pois além do controle de sinais e sintomas destes pacientes, é imprescindível se conhecer os hábitos prévios de alimentação destes indivíduos, visando uma atuação mais efetiva da equipe de saúde com relação à forma de alimentação desta população.[13,14] No ambiente hospitalar, o fonoaudiólogo pode e deve contribuir ativamente tanto na reabilitação quanto nas ações de minimização dos riscos de broncoaspiração dos pacientes oncológicos adultos em cuidados paliativos,[15] como adequar a via de alimentação segura, realizar estimulação tátil-térmica gustativa, ajustar o volume seguro e consistências alimentares seguras de oferta por via oral, realizar exercícios fonoaudiológicos e manobras protetoras, quando indicados, além de orientações permanentes de familiares, cuidadores e equipes de saúde.[15]

As alterações fonoaudiológicas relacionadas à deglutição mais encontradas nos pacientes em cuidados paliativos são sinais clínicos de penetração e/ou aspiração laringotraqueal, principalmente para via oral na consistência líquida, além de alterações na fase oral da deglutição para alimentos na consistência sólida.[16] Assim, o paciente pode necessitar de ajustes para desempenhar uma deglutição segura e eficaz, sem colocar em risco sua saúde pulmonar e nutricional, pensando-se na via de alimentação segura e, sempre que possível, por via oral, por meio de manobras, adequação de consistências alimentares, controle de volume, objetivando-se a redução do risco de broncoaspiração, melhorando a qualidade de vida do paciente e de seus familiares.[17] Quando a disfagia se intensifica, em muitos casos, é necessária a suspensão da via oral total ou parcial e indicação de via alternativa de alimentação, objetivando-se a segurança do paciente e alívio dos sintomas relacionados à disfagia.[17]

Além da atuação fonoaudiológica relacionada à deglutição, os pacientes oncológicos em cuidados paliativos também se beneficiam da intervenção fonoaudiológica na comunicação, comumente alterada por rebaixamento do nível de consciência, efeitos de medicações, alterações de memória e linguagem.[17]

O paciente em cuidados paliativos almeja ser compreendido como um ser humano que está em sofrimento, pois possui conflitos existenciais que os medicamentos ou a tecnologia não podem solucionar.[18] A comunicação é um aspecto de extrema importância ao paciente oncológico, trazendo conforto, tranquilidade, auxílio no alívio de sintomas, equilíbrio e redução de angústias.[19] As estratégias de comunicação são métodos efetivos dentro da terapêutica do paciente em cuidados paliativos, mostrando-se importante este desenvolvimento na capacitação principalmente nas equipes de saúde, visando um cuidado em saúde humanizado e de qualidade,[20] sendo o fonoaudiólogo o principal membro da equipe de saúde para a manutenção e adaptação da comunicação, tanto entre a própria equipe de saúde, quando entre o paciente, familiares e cuidadores,[21] cabendo ao próprio fonoaudiólogo buscar tais alternativas de comunicação, como comunicação suplementar e alternativa por meio de pranchas de comunicação ou escrita, na impossibilidade de comunicação oral, além de gestos e movimentações corporais,[17] visto que a comunicação não verbal tem se mostrado muito frequente nesta população,[21] principalmente nos estágios mais avançados da doença de base.

Dentro do ambiente hospitalar, o fonoaudiólogo pode e deve atuar na melhoria da possibilidade de comunicação do paciente, por meio de comunicação verbal, escrita, alternativa ou mesmo gestual, além da sugestão de troca de cânula de traqueostomia/decanulação e ou uso de válvula de fala, quando houver critérios e após avaliação e discussão com as equipes de saúde, visando a possibilidade de comunicação oral do paciente oncológico adulto em cuidados paliativos sempre que possível, além das orientações permanentes de familiares, cuidadores e equipes de saúde.[15]

REABILITAÇÃO PALIATIVA

O avanço da doença gera impactos negativos na funcionalidade do paciente, principalmente os que são acometidos por doença grave, incurável e progressiva. Esse paciente também pode apresentar alterações na imagem corporal, sofrimento psíquico e espiritual. O grau desse impacto vai estar relacionado com o tipo de doença de base, as condições gerais de saúde e sua rede de apoio.[22,23] Sendo assim, faz-se necessário um plano de intervenção individualizado e voltado para as demandas específicas de cada um. Lembrando que, nos casos de indivíduos em cuidados paliativos e de fim de vida, o objetivo de intervenção não é mais curativo e sim, gerenciamento de sintomas e controle da dor.[2]

A reabilitação paliativa tem como ponto de partida para organização do plano terapêutico o que o paciente deseja para ter uma boa vida, mesmo sendo acometido por doença sem possibilidade de cura. Os objetivos dos cuidados paliativos devem se ajustar à reabilitação, desse modo, viabilizando um incremento na qualidade de vida e no bem-estar do paciente oncológico adulto. Todo trabalho da reabilitação paliativa deve envolver a equipe multidisciplinar, a família e o próprio paciente, sempre respeitando a autonomia e seu direito de escolher sobre sua terapêutica. Cabe ao fonoaudiólogo e toda a equipe estimular a funcionalidade do paciente, mesmo com as limitações impostas pela progressão da doença, incentivando o autocuidado, o prazer de se alimentar e compartilhar uma refeição, ser o mais ativo que ele puder.

O foco da reabilitação paliativa é aumentar a qualidade de vida. Ocorrem perdas de funcionalidade e dificuldades executivas de atividades realizadas pelo paciente em seu cotidiano e de cuidados pessoais. O plano de reabilitação deve priorizar o retorno à funcionalidade com ganhos que impactem nas questões físicas, psíquicas e sociais desses pacientes. Ainda há necessidade de produzir evidências científicas na área de reabilitação paliativa, para validar esse tipo de intervenção e parametrizar potenciais resultados para que esses sirvam de balizador nos programas de reabilitação.[24] Sendo assim, o fonoaudiólogo tem papel definido dentro da equipe de cuidado e seu trabalho impacta na qualidade de vida do paciente e na programação do planejamento para a reabilitação paliativa.

O fonoaudiólogo, no contexto dos cuidados paliativos e da reabilitação paliativa, deve viabilizar estratégias para que o paciente em cuidados paliativos tenha o prazer em se alimentar pela boca restituído. A alimentação para esse paciente deve ser segura e não produzir nenhum tipo de desconforto ou sofrimento. Comer é um ato de prazer, que, para o paciente oncológico adulto em cuidados paliativos serve como via para seu bem-estar, reforçando o objetivo desse tipo de cuidado. Dessa forma, em muitos casos, a nutrição por via oral segue em pequenas porções, somente para obtenção de prazer, sem a intenção nutricional total, necessitando-se de uma via alternativa de alimentação.[25]

O fonoaudiólogo deve manejar as demandas da família relacionadas com a alimentação do paciente oncológico adulto em cuidados paliativos. A família nem sempre lida muito bem com o paciente que não se alimenta pela boca e cobra da equipe multidisciplinar uma resolução quanto a sua reabilitação e restabelecimento da via oral de alimentação. Deve-se explicar que alguns pacientes podem não apresentar disfagia, mas ficam inapetentes por causa da própria evolução oncológica da doença. Estar alimentado e comendo é sinal de manutenção da saúde.[25]

Em suma, a informação sobre o comportamento da doença de base e as condições clínicas do paciente adulto oncológico em cuidados paliativos podem interferir na qualidade de vida do paciente, além de definir como será o gerenciamento das necessidades desse paciente, elegendo-o (ou não) para a reabilitação paliativa, que preza pelas necessidades autodeclaradas do paciente ou referenciadas pela família, de modo que, mesmo em situação de estresse, o mesmo possa aproveitar os dias de sua vida com mais prazer e com a mitigação de sofrimentos sociais, psíquicos e físicos que possam impactar negativamente na sua qualidade de vida e bem-estar.[26]

ORIENTAÇÕES AO PACIENTE ONCOLÓGICO ADULTO EM CUIDADOS PALIATIVOS, FAMILIARES E EQUIPES DE SAÚDE

A atuação com os pacientes oncológicos adultos em cuidados paliativos vai além de uma intervenção direta ao paciente ou mesmo reabilitação paliativa. As orientações ao próprio paciente, familiares, cuidadores equipe de saúde são fundamentais para um trabalho bem-sucedido de assistência ao paciente oncológico adulto em cuidados paliativos.

Sentar-se junto ao paciente, mostrar interesse em sua comunicação, apresentar escuta ativa ao paciente oncológico adulto em cuidados paliativos para suas falas e histórias é um bom começo para assisti-lo emocional e espiritualmente, diminuindo a ansiedade e a aflição do paciente e proporcionando mais qualidade no cuidado.[18] Estimular o paciente oncológico adulto em cuidados paliativos a se comunicar e orientar a família, equipe de saúde e cuidadores para desenvolverem a paciência e o cuidado para o tempo e forma de comunicação deste paciente são estratégias fundamentais no processo do cuidado e assistência a este paciente.

Uma alimentação assistida muitas vezes minimiza grande parte dos riscos relacionados à disfagia nos casos dos pacientes oncológicos adultos em cuidados paliativos. Atenção com a postura do paciente, certificando-se estar confortavelmente sentado e ereto, quando possível, tranquilizar o paciente antes de iniciar o processo de alimentação para que não tenha pressa para se alimentar, orientá-lo a permanecer em silêncio durante a alimentação para evitar a incoordenação respiração-fala-deglutição e possível broncoaspiração de via oral, evitar misturar diversas consistências em uma mesma oferta via oral, permanecer sentado por pelo menos 30 minutos após a alimentação para evitar ou minimizar as chances de refluxo gastroesofágico são algumas orientações que certamente auxiliarão o paciente oncológico em cuidados paliativos que mantém a alimentação por via oral a desempenhar este processo com maior chance de sucesso.[17,27]

CONSIDERAÇÕES FINAIS

A atuação fonoaudiológica nos cuidados paliativos em pacientes oncológicos adultos precisa e deve ser individualizada, focando-se no bem-estar do paciente, segurança da deglutição, redução dos riscos de broncoaspiração e melhor possibilidade de comunicação dele com família e equipe, levando-se em conta que este trabalho pertence a um conjunto de atuações e ações de toda uma equipe de saúde. Acima de tudo, sempre que possível, para um paciente oncológico adulto em cuidados paliativos e terminalidade de vida, seu desejo e autonomia devem ser respeitados dentro deste processo, gerenciando-se seus sintomas, riscos e angústias.

A tomada de decisão em relação às condutas ao paciente oncológico adulto em cuidados paliativos deve ser definida e compartilhada com os demais membros da equipe de saúde, objetivando-se sempre sua melhor qualidade de vida e conforto no que diz respeito a sua autonomia de comunicação e redução/eliminação dos riscos de saúde causados pela disfagia.

A reabilitação paliativa não tem objetivo de cura. A mesma viabiliza a manutenção da funcionalidade, incluindo aqui, a alimentação por via oral e também a capacidade de comunicação oral dentro do possível. Na reabilitação paliativa, a alimentação por via oral tem como objetivo o prazer oral e a comunicação do paciente deve ser otimizada para que ele possa expressar suas vontades e desejos, garantindo assim sua autonomia. A qualidade de vida e bem-estar sempre será o foco principal não só na reabilitação fonoaudiológica paliativa, mas também deve envolver os demais integrantes da equipe multidisciplinar.

REFERÊNCIAS BIBLIOGRÁFICAS

1. National Cancer Institute at the National Institutes of Health (NCI-NIH). Palliative Care in Cancer. 2017. Acesso em: 8 nov. 2020.
2. Instituto Nacional de Câncer (INCA). Brasil, Ministério da Saúde. Cuidados paliativos oncológicos, controle de sintomas: condutas do INCA. Revista Brasileira de Cancerologia. 2002;48(2):191-211.
3. WHO, World Health Organization. Palliative care. Geneva: WHO, 2020. Acesso em: 8 nov. 2020.
4. ANCP, Academia Nacional de Cuidados Paliativos. Manual de Cuidados Paliativos. Rio de Janeiro, 2009.
5. Moreira MJS, Guimarães MF, Lopes L, Moreti F. Contribuições da Fonoaudiologia nos cuidados paliativos e no fim da vida. CoDAS. 2020;32(4):e20190202:1-3.
6. Brasil, Ministério da Saúde. Resolução nº 41, de 31 de outubro de 2018. Dispõe sobre as diretrizes para a organização dos cuidados paliativos, à luz dos cuidados continuados integrados, no âmbito Sistema Único de Saúde (SUS). Acesso em: 8 nov. 2020.
7. Unidade de Cuidados (UNIC). Manual de cuidados paliativos em pacientes com câncer. Rio de Janeiro; 2009.
8. Queija DS, Arakawa-Sugueno L, Chamma BM, Kulcsar MAV, Dedivitis RA. Translation and adaptation of the Radiotherapy Edema Rating Scale to Brazilian Portuguese. Braz J Otorhinolaryngol. 2018.9;84(3):344-350.
9. Deng J, Murphy BA, Dietrich MS, Wells N, Wallston KA, Sinard RJ, et al. Impact of secondary lymphedema after head and neck cancer treatment on symptoms, functional status, and quality of life. Head & Neck. 2013;35(7):1026-35.
10. Gergich NLS, Pfalzer LA, MCgarvey C, Springer B, Gerber LH, Soballe P. Preoperative assessment enables the early diagnosis and successful treatment of lymphedema. Cancer. 2008;112(12):2809-2819.
11. Conselho Federal de Fonoaudiologia (CFFa). Parecer CFFa nº 42, de 18 de fevereiro de 2016. Dispõe sobre a atuação do fonoaudiólogo em cuidados paliativos. Acesso em: 8 nov. 2020.
12. Barriguinha CIF, Mourão MTC, Martins JC. Dificuldades de comunicação e deglutição em doentes em cuidados paliativos: visão dos doentes e

familiares e/ou cuidadores informais. Audiology-Communication Research. 2017;22:E1655:1-6.
13. Hutton JL, Matin L, Field CJ, Wismer WV, Bruera ED, Watanabe SM, et al. Dietary patterns in patients with advanced cancer: implications for anorexia-cachexia therapy. The American Journal of Clinical Nutrition. 2006;84(5):1163-1170.
14. Benarroz MO, Faillace GBD, Barbosa LA. Bioética e nutrição em cuidados paliativos oncológicos em adultos. Cadernos de Saúde Pública. 2009;25(9):1875-7882.
15. Carro CZ, Moreti F, Pereira JMM. Proposta de atuação da Fonoaudiologia nos Cuidados Paliativos em pacientes oncológicos hospitalizados. Distúrbios da Comunicação. v. 29, n. 1, p. 178-184.
16. Santos LB, Mituuti CT, Luchesi KF. Atendimento fonoaudiológico para pacientes em cuidados paliativos com disfagia orofaríngea. Audiology-Communication Research. 2020;25:e2262:1-7.
17. Pinto AC. Papel do fonoaudiólogo na equipe de Cuidados Paliativos. In: Manual de Cuidados Paliativos/Academia Nacional de Cuidados Paliativos. Rio de Janeiro; 2009. p. 234-236.
18. Silva MJP, Araújo MMT. Comunicação em Cuidados Paliativos. In: ANCP, Academia Nacional de Cuidados Paliativos. Manual de Cuidados Paliativos. Rio de Janeiro, p. 49-57, 2009.
19. Rennó CSN, Campos CJG. Comunicação interpessoal: valorização pelo paciente oncológico em uma unidade de alta complexidade em oncologia. Revista Mineira de Enfermagem. 2014;18(1):106-115.
20. Almeida KLS, Garcia DM. O uso de estratégias de comunicação em cuidados paliativos no Brasil: revisão integrativa. Cogitare Enfermagem. 2015;20(4):725-732.
21. Miranda ES, Carmen L, Bertoncelo C, Barros APB, Padovani M. Caracterização dos recursos de comunicação utilizados por pacientes em cuidados paliativos - revisão integrativa. Rev CEFAC. 2017;19(6):879-888.
22. Jeyasingam L, Agar M, Soares M, Plummer J, Currow DC. A prospective study of unmet activity of daily living needs in palliative care inpatients. Austr Occupat Ther J. 2008;55(4):266-72.
23. Stabenau HF, Morrison LJ, Gahbauer EA, Leo-Summers L, Allore HG, Gill TM. Functional trajectories in the year before hospice. Annal of Family Medicine. 2015;13(1):33-40.
24. Minosso JSM, Souza LJ, Oliveira MAC. Reabilitação em cuidados paliativos. Texto & Contexto - Enfermagem. 2016;25(3):e1470015:1-9.
25. Pollens R. Role of speech-language pathologist in palliative hospice care. J Palliative Med. 2004;5(7):694-702.
26. Tiberini R, Richardson H. What is rehabilitative palliative care? In: Tiberini R, Richardson H. Rehabilitative Palliative Care - Enabling people to live fully until they die - A challenge for the 21st century. Hospice UK. United kingdom: Sharperprint Ltd. 2015. p. 2-5.
27. MacDonald A, Armstrong L. The contribution of speech and language therapy to palliative medicine. In: Doyle, Derek; Hanks, Geoffrey; Cherny, Nathan; Calman, Kenneth. Oxford textbook palliative medicine. 3rd ed. Oxford: Oxford University Press, 2004. cap. 15-5, section 15, p. 1057-1063.

ATUAÇÃO FONOAUDIOLÓGICA NA ONCOPEDIATRIA

Elaine Cristina Bezerra dos Santos

"Conheça todas as teorias, domine todas as técnicas, mas ao tocar uma alma humana, seja apenas uma alma humana" (Carl Jung)

O câncer é a principal causa de morte em crianças e adolescentes entre 0 e 19 anos de idade em todo mundo, sendo aproximadamente 300.000 novos casos por ano. Os tipos mais comuns nesta população incluem leucemias, tumores neurológicos, linfomas e os tumores sólidos, como neuroblastoma e tumor de Wilms.[1,2]

Em países desenvolvidos, mais de 80% das crianças e adolescentes com câncer são curadas, em contrapartida, países de baixa e média renda apresentam apenas 20% nesses indicadores.[2,3]

Diferentemente dos principais tumores desenvolvidos na população adulta, os tumores malignos desenvolvidos na infância não podem ser prevenidos ou rastreados e requer um diagnóstico precoce e medidas rápidas para um tratamento eficaz. Portanto, diagnóstico incorreto, diagnóstico tardio e obstáculos para acesso aos serviços de saúde especializados parecem ser responsáveis por altas taxas de mortalidade nessa população.[3]

Assim, um diagnóstico correto é essencial para o tratamento de crianças com câncer, pois requer um regime de tratamento específico que pode incluir cirurgia, radioterapia e/ou quimioterapia. Além disso, o cuidado direcionado à criança e ao adolescente com câncer devem envolver os cuidados psicossociais e paliativos ao indivíduo e sua família.[4]

Os cuidados paliativos aliviam os sintomas causados pelo câncer e melhoram a qualidade de vida dos pacientes e seus familiares. Os cuidados paliativos pediátricos devem ser considerados apropriadamente como um componente central dos cuidados abrangentes, começando quando a doença é diagnosticada e continuados independentemente de a criança receber ou não tratamento com intenção curativa.[5]

É valoroso pensarmos que o cuidado paliativo deve ser visto como uma estratégia regular de cuidados integrada a diferentes modalidades dentro dos serviços de saúde.

Os cuidados paliativos podem influenciar positivamente nas formas de cuidados com a saúde, partindo do princípio de que valorizam as dimensões humanas e ético-espirituais da pessoa humana, e não apenas as diretrizes científico-tecnológicas. Além do mais, têm como foco central atingir a melhor qualidade de vida possível ao paciente e aos cuidadores, o que exige: atenção específica em relação ao controle dos sintomas e a adoção de abordagem holística, levando em conta as experiências de vida da pessoa e a situação atual.[6]

A assistência ao Cuidado Paliativo é responsabilidade de uma equipe multiprofissional, principalmente na oncopediatria, devido aos grandes impactos biopsicossociais relacionados ao paciente e seus familiares. Deste modo, o fonoaudiólogo tem papel determinante junto à equipe nas tomadas de decisões que visam o cuidado integral da criança e de sua família diante de uma doença que ameaça a continuidade da vida.[7,8]

Neste capítulo, utilizaremos predominantemente o termo "criança" para representação de crianças e adolescentes com câncer ou população infantojuvenil (0 a 19 anos de idade), por se tratar do termo mais utilizado na literatura.

FONOAUDIOLOGIA NA ONCOPEDIATRIA

O fonoaudiólogo é o profissional da saúde da comunicação humana que integra a equipe de cuidados paliativos, a fim de estabelecer estratégias que permitam o processo comunicativo entre paciente, equipe e família, proporcionando a melhor forma comunicativa, além de garantir uma alimentação segura sem riscos à vida.[9-11]

Entre as principais funções desse profissional, podemos destacar, oferecer estratégias de reabilitação ou monitoramento nas funções de deglutição, fala, voz e respiração, desde o diagnóstico da doença oncológica à terminalidade.[7,12]

Nos cuidados paliativos em oncologia pediátrica, o fonoaudiólogo deve compreender os aspectos culturais e emocionais da criança e de sua família, principalmente relacionadas à alimentação. Deve-se permitir que a alimentação seja da melhor forma possível e segura, do prazer da alimentação por via oral, quando possível, realizando ajustes de consistências, realização de manobras para proteção de vias aéreas inferiores e, sobretudo, na ressignificação da alimentação.[12,13]

Escutar o paciente e sua família faz parte das definições terapêuticas do profissional nos cuidados paliativos, de ser empático à dor e sofrimento do outro. No entanto, especificadamente na oncopediatria, os aspectos emocionais não podem direcionar exclusivamente as ações do profissional, deve-se respeitar o princípio da proporcionalidade, visto que o objetivo é oferecer conforto ao paciente, sem utilização de medidas fúteis.[13]

A alimentação é historicamente conhecida como símbolo de cuidado. Um dos principais exemplos que podemos relembrar é a amamentação. Neste contexto, a luz da alimentação é deixar o bebê mais forte, mais saudável e favorecer o crescimento. Um dos grandes desafios na oncologia pediátrica é desmistificar esse conceito essencialmente cultural à família, e conduzir a reflexões sobre todas as manifestações de cuidados que estão presentes em outros atos, como em um olhar, um carinho, um abraço, uma conversa, uma companhia, um sorriso, e esclarecer que quando a alimentação não é mais segura, pode apresentar um grande risco à vida.

Por isso, quando a alimentação não é mais possível ou está gravemente comprometida pelo avanço da doença oncológica, gera medo, ansiedade e frustação aos pacientes e aos seus familiares, que inocentemente ofertam alimentos sem o conhecimento dos riscos. É exatamente nesta lacuna, que se destaca a importância do fonoaudiólogo acompanhar a criança e sua família desde o diagnóstico, pois a relação de confiança entre família e paciente com o profissional é valoroso nas práticas da oncopediatria, principalmente nos tumores com grande potencial de malignidade e que causam o declínio funcional rápido dessas crianças.[12]

Apesar de todos os esforços para descrevermos a atuação desse profissional nos cuidados paliativos na população infantojuvenil, ainda não há estudos suficientes na literatura sobre as particularidades específicas para essa população. Outro achado importante, é a atuação do fonoaudiólogo sobre o monitoramento dos efeitos da radioterapia e/ou quimioterapia no sistema auditivo, principalmente na população infantil, onde a integralidade da audição é fator determinante para o desenvolvimento da linguagem oral.[14]

A ototoxicidade da quimioterapia pode causar lesões nas estruturas da orelha interna, comprometendo a funcionalidade do sistema auditivo e desenvolvendo a perda auditiva, na maioria das vezes, bilateral e simétrica, primeiramente nas frequências mais agudas. A maioria dos estudos associam a perda auditiva a infusão com cisplatina.[14]

Compreender este processo de decisão é complexo e leva em consideração os valores morais, sociais e religiosos (espirituais) próprios de cada paciente-família, permite entender que para uma mesma situação clínica, podem ser tomadas decisões diferentes em cada caso.[15]

Sobretudo nos tumores cerebrais, há complexa relação com as funções da deglutição, fala e linguagem. Neste contexto, precisamos discutir a especificidade de cada caso de forma multidisciplinar, informar aos responsáveis as limitações e alcance da reabilitação fonoaudiológica, sendo necessário, muitas vezes a utilização de uma via alternativa de alimentação, como a sonda nasoenteral (SNE) – (sonda que vai do nariz ao estômago) ou gastrostomia (GTT) – (pequeno tubo flexível com acesso direto ao estômago, fixada na parede abdominal) quando a alimentação exclusivamente por via oral não é mais segura.[12,16]

Essas vias alternativas de alimentação não devem limitar a assistência do profissional, e sim, determinar o plano de cuidado específico, sem gerar esperanças inexistentes, principalmente diante da doença avançada. Podem ser gerenciadas dietas de conforto por via oral, ou seja, dieta com menores volumes e em consistências seguras. Além disso, podem ser realizadas estimulações gustativas para prazer do paciente e para reabilitação das funções orais, quando possível.[17]

Alguns autores elaboraram um quadro com as principais condutas fonoaudiológicas que podem ser realizadas desde a reabilitação da deglutição até as estratégias comunicativas nos cuidados paliativos (Quadro 4-1).[17] Apesar desse material ser elaborado para direcionamento de conduta a população adulta em cuidados paliativos, podemos entender que a atuação específica do profissional não difere em grande escala para população infantil.

Particularmente na população infantojuvenil, há uma grande expectativa dos envolvidos sobre a melhora rápida e cura da criança, logo, existe uma grande dificuldade na aceitabilidade diante da impossibilidade de cura. É comum encontrarmos familiares e cuidadores que "superprotegem" essas crianças, visto que, há uma grande expectativa de vida para elas. Conhecer esses fatores é determinante para o profissional fonoaudiólogo que atua na oncologia pediátrica, e que zela por uma atuação ética e humanizada.[15]

Sabemos que o câncer carrega muitos estigmas, principalmente, na população infantil, para tanto, o profissional precisa estabelecer uma boa comunicação, segura, sem mentiras ou omissões sobre a história atual da doença e da singularidade da evolução da mesma.[2]

A comunicação é elemento chave nos cuidados paliativos, principalmente na população infantil, que pode ser interpretada por uma população frágil, singela, que não compreende muitas vezes a real situação diante do adoecimento, e esse fato, traduz o cenário tão comum de sobrecarga e excesso de responsabilidade de seus responsáveis nas tomadas de decisões.[2,18]

É importante reforçar que todas as intervenções fonoaudiológicas devem promover o alívio, o conforto e a qualidade de vida, primeiramente da criança e também de seus familiares.[19] Toda atuação do fonoaudiólogo deve estar integrada às ações dos demais profissionais de saúde, com a comunicação efetiva entre os membros titulares do serviço de cuidados paliativos.

Nesse sentido, conforme há o avanço da doença e a proximidade da morte, exige-se um especial cuidado e atenção na prática de uma comunicação aberta e sensível junto ao paciente, aos amigos e familiares.[20]

Além disso, a Declaração Universal de Bioética e Direitos Humanos da UNESCO (Organização das Nações Unidas para a Educação, a Ciência e a Cultura) considera que a autonomia, a liberdade e os direitos humanos são alguns dos princípios relacionados à dignidade humana. Esta organização afirma que diante do adoecimento, principalmente da finitude, devem ser compreendidos e preservados suas escolhas e seus direitos individuais.[20]

ATUAÇÃO FONOAUDIOLÓGICA NA ONCOPEDIATRIA

Quadro 4-1. Condutas Fonoaudiológicas para Reabilitação e Minimização de Riscos de Broncoaspiração e Comunicação dos Pacientes em Cuidados Paliativos

Condutas para reabilitação/ minimização de riscos de broncoaspiração	Condutas para minimização de riscos de broncoaspiração visando o bem-estar do paciente e familiares	Condutas fonoaudiológicas favoráveis à comunicação visando o bem-estar do paciente e familiares
Adequação da via de alimentação	Adequação da via de alimentação	Adaptação de meio de comunicação efetivo, podendo ser verbal, escrito, por meio de desenhos ou gestos
Realização de estímulo gustativo	Realização de estímulo gustativo	Sugestão de troca de cânula de traqueostomia/ decanulação visando a comunicação
Adequação do volume de oferta por via oral	Adequação do volume de oferta por via oral (volume de conforto)	
Adequação da consistência por via oral, postura e ritmo de oferta	Oferta de via oral de acordo com o solicitado pelo paciente e/ou familiares (alimentos específicos da cultura ou desejo do paciente – alimento caseiro)	
Exercícios e manobras de acordo com os achados da avaliação inicial	Adequação da consistência via oral, postura, ritmo de oferta (inclusive da dieta caseira)	
Monitoramento do estado de alerta, responsividade e padrão respiratório	Suspensão da oferta por via oral se desejo do paciente ou familiares	
Sugestão de troca de cânula de traqueostomia/ decanulação	Monitoramento do estádio de alerta, responsividade e padrão respiratório	
Orientação permanente a familiares e cuidadores	Sugestão de troca de cânula de traqueostomia/ decanulação	
Encaminhamento para seguimento ambulatorial	Orientação permanente a familiares e cuidadores	

Fonte: Carro; Moreti; Pereira, 2017.[7]

COMUNICAÇÃO

A comunicação em cuidados paliativos, particularmente, constitui-se um elemento diagnóstico e terapêutico, permitindo identificar demandas assistenciais e acolhimento através do suporte de uma equipe multiprofissional. Além disto, significa um princípio natural, capaz de unir um ser ao outro; consiste da percepção consciente e inconsciente dos atos expressivos dos envolvidos.[21]

É fundamental que o profissional e a família do paciente que vivencia uma doença ameaçadora da vida na infância compreendam e empreguem uma comunicação eficaz, seja ela verbal ou não verbal. É a partir destas manifestações que permitimos compreender os sentimentos, angústias, medos e dúvidas do paciente. Na comunicação não verbal podemos incluir gestos, expressões, olhares e linguagem simbólicas características de quem está enfrentando o adoecimento.[18]

A comunicação interpessoal e as relações do paciente com a equipe de saúde e seus cuidadores são ferramentas essenciais no cuidado e no apoio aos momentos mais difíceis. O paciente deve ser compreendido em todas as suas dimensões, seja física, espiritual e/ou social. Autores afirmam que a comunicação permite que o paciente se sinta cuidado, amparado, ouvido e compreendido por todos que o cuidam.[21]

No entanto, nas crianças mais novas, esses saberes são muitas vezes vinculados à figura do adulto e não apenas da criança, reforçando a participação ativa dos responsáveis nas tomadas de decisões.

As circunstâncias do tratamento do câncer, as internações, assim como o seguimento ambulatorial, expõem o indivíduo à dor, ao sofrimento e provocam o afastamento do convívio social e familiar, principalmente durante a adolescência. E como a comunicação se constitui de elementos pessoais e sociais, o cenário diante do adoecimento interfere nesta capacidade e no desejo comunicativo do paciente junto aos familiares, cuidadores e equipe de saúde.[22]

Os sistemas de comunicação podem auxiliar ou suplementar (pranchas comunicativas, gestos, olhares...), variando de acordo com as particularidades de cada pessoa. As habilidades do paciente em se comunicar e participar do seu tratamento influencia na forma como as decisões sobre sua saúde são tomadas.[22-24] Existe uma complexidade de interpretações a respeito das manifestações comunicativas do paciente e sua família diante do diagnóstico e tratamento de uma doença oncológica, portanto, essas análises são mais compreendidas e estudadas por psicólogos que atuam nos cuidados paliativos.

CONSIDERAÇÕES FINAIS

O profissional fonoaudiólogo que atua na oncopediatria deve desenvolver um trabalho humanizado, com um olhar interdisciplinar e escuta qualificada. Valorizar a história de vida da criança e de sua família, oferecendo de forma segura, a reabilitação e/ou monitoramento das funções de deglutição, voz, fala e linguagem, com abordagem empática.

Demonstrar a importância de promover ao paciente, quando possível, o protagonismo necessário para sua dignidade e sua autonomia, através de uma comunicação eficaz, seja verbal ou não verbal, fazer com que as necessidades do paciente e de seus familiares sejam ouvidas e que, quando na fase de fim de vida, sejam empregadas da melhor forma possível.

REFERÊNCIAS BIBLIOGRÁFICAS

1. Steliarova-Foucher E. et al. International incidence of childhood cancer, 2001-10: a population-based registry study. Lancet Oncol. 2017;18(6):719-31.
2. Gupta S, et al. Treating Childhood Cancers in Low- and Middle-Income Countries. In: Disease Control Priorities (third edition): v. 3, Cancer, edited by H. Gelband, P. Jha R. Sankaranarayanan, S. Horton. Washington, DC: World Bank; 2015.
3. Howard SC et al. The My Child Matters programme: effect of public-private partnerships on paediatric cancer care in low-income and middle-income countries. Lancet Oncol. 2018;19(5):252-66.
4. Cheloni IG, Silva JVS, Souza SS. Necessidades humanas básicas afetadas em pacientes oncológicos: revisão integrativa da literatura. HU Rev. 2020;46:1-11.
5. Delfino CTA, et al. Childhood cancer: Attributions of nursing in palliative care. Revista Saúde e Desenvolvimento. 2018;12:10.
6. Santos FS. O desenvolvimento histórico dos cuidados paliativos e a filosofia hospice. In: Santos FS, organizador. Cuidados paliativos: diretrizes, humanização e alívio dos sintomas. São Paulo: Atheneu; 2011. p. 3-15.
7. Calheiros AS, Albuquerque CL. A vivência da fonoaudiologia na equipe de cuidados paliativos de um Hospital Universitário do Rio de Janeiro. Revista Hospital Universitário Pedro Ernesto. 2012;11(2):94-8
8. O'Reily AC, Walshe M. Perspectives on the role of the speech and language therapist in palliative care: An international survey. Palliative Med. 2015;29(8):756-61.
9. Roe JW, Leslie P. Beginning of the end? Ending the therapeutic relationship in palliative care. Int J Speech Lang Pathol. 2010;12(4):329-32.
10. Pinto AC. O papel do fonoaudiólogo na equipe. In: Academia Nacional de Cuidados Paliativos (ANPC), editor. Manual de cuidados paliativos. Rio de Janeiro: Academia Nacional de Cuidados Paliativos; 2012. p. 358-60.
11. Pollens RD. Integrating speech-language pathology services in palliative end-of-life care. Top Lang Disord. 2012;32(2):137-48.
12. Taquemori LY. Multidisciplinaridade e Interdisciplinaridade - Fonoaudiologia. In: Cuidado Paliativo. São Paulo: CREMESP; 2008. p. 64-66.
13. Cardoso DH et al. Cuidados paliativos na assistência hospitalar: a vivência de uma equipe multiprofissional. Contexto Enferm. 2013;22(4):1134-41.
14. Lopes NB, et al. Efeitos do tratamento quimioterápico no sistema auditivo de crianças com câncer: revisão sistemática da literatura. Rev CEFAC, São Paulo. 2020;22(2):e13919.
15. D'Araújo JAM, Niemeyer-Guimarães M. Aspectos morais no atendimento ao paciente crítico crônico internado na unidade pós-aguda. In: Bioética: Um olhar bioético de quem cuida do final da vida. Org. Silva J. Editora Nova Presença. 2017. p. 258.

16. Farias MS, Maróstica PJC, Chakr VCB. Disfagia orofaríngea e complicações pneumológicas na infância. Bol Cient Pediatr. 2017;06(1):9-13.
17. Carro CZ, Moreti F, Pereira JMM. Proposta de atuação da Fonoaudiologia nos Cuidados Paliativos em pacientes oncológicos hospitalizados. Distúrb Comum. São Paulo, 2017;29(1):178-84.
18. Hermes HR, Lamarca IC. Palliative care: an approach based on the professional health categories. Ciên. Saúde Coletiva. 2013;18(9):2577-88.
19. Carvalho RCT, Parsons HA (org). Manual de Cuidados Paliativos ANCP. Porto Alegre: Sulina; 2012.
20. Unesco. Universal Declaration on Bioethics and Human Rights. Paris: Unesco; 2005.
21. Andrade CG, Costa SFG, Lopes MEL. Palliative care: communication as a strategy of care for the terminal patient. Ciênc Saúde Coletiva. 2013;18(9):2523-30.
22. Borges AA, Lima RAG, Dupas G. Segredos e verdades no processo comunicacional da família com a criança com câncer. Esc Anna Nery. 2016;20(4):198-202.
23. Gomes CA, et al. Tecnologia de comunicação alternativa para pessoas laringectomizadas por câncer de cabeça e pescoço. Medicina. 2016;49(5):463-74.
24. Pelosi MB, Nascimento JS. Uso de recursos de comunicação alternativa para internação hospitalar: percepção de pacientes e de terapeutas ocupacionais. Cad Bras Ter Ocup. 2018;6(1):53-61.

CUIDADOS PALIATIVOS EM CRIANÇAS COM CONDIÇÕES MÉDICAS COMPLEXAS: ATUAÇÃO FONOAUDIOLÓGICA

CAPÍTULO 5

Karina Bernardis Bühler

INTRODUÇÃO

O avanço tecnológico na área de cuidados pediátricos ocorrido nos últimos 50 anos modificou o prognóstico e a sobrevida de inúmeros pacientes. A incorporação de novas tecnologias aliado ao emprego de tratamentos mais eficazes permitiram a sobrevivência de crianças que até pouco tempo eram consideradas inviáveis e morriam precocemente. Entretanto, apesar do progresso desta área, muitas crianças ainda vivem em condições que ameaçam a vida: as portadoras de sequelas graves ou as que necessitam de cuidados especiais, ou ainda, as que, em alguns casos, não respondem aos modernos tratamentos instituídos para suas doenças. Em muitas delas, a sobrevivência é marcada por algum grau de dependência tecnológica em parte ou ao longo de toda a vida.[1,2]

Cuidados paliativos em pediatria (CPP) é uma abordagem interdisciplinar cujo objetivo é melhorar a qualidade de vida de todas as crianças em condições de risco de vida, bem como de suas famílias.[3] Tem como princípio a prevenção e alívio do sofrimento, independentemente do estágio da doença, e aborda de forma abrangente as necessidades físicas, psicossociais e espirituais da criança e da família.[4,5]

"O cuidado paliativo deve ser iniciado quando a doença crônica é diagnosticada, e incrementada à medida que o quadro progride sendo concomitante com o tratamento curativo. Os profissionais da saúde devem avaliar e aliviar o estresse físico, psíquico e social da criança, exigindo uma abordagem multidisciplinar ampla que inclua a família e faça uso dos recursos comunitários disponíveis; ele pode ser implementado com sucesso, mesmo se os recursos forem limitados. Pode ser fornecido em instituições de cuidados terciários, centros de saúde comunitários e até em lares infantis".[4]

A implementação do CPP é diferente do adulto, pois:[6]

1. A criança pode apresentar doenças diferentes, peculiares de cada faixa etária e com necessidades específicas.
2. Dependência afetiva e uma personalidade ainda imatura para enfrentar as consequências de uma doença grave, limitante e fatal.
3. Os mecanismos fisiológicos de compensação ainda encontram-se em fase de desenvolvimento.
4. Crianças reagem de forma diferente em relação à dor e ansiedade.
5. Apresentam necessidades metabólicas e farmacocinéticas específicas de cada estágio do desenvolvimento.
6. Faz-se necessário lidar com a criança, os pais, e, em algumas famílias, os irmãos e avós.
7. A autoridade para a tomada de decisões sobre cuidados reside com os pais, não com o paciente.

Os princípios básicos que norteiam o cuidado paliativo infantil são:[7]

- O cuidado é focado na criança, orientado a toda família e construído com uma boa relação equipe-família.
- Avaliar individualmente cada criança e respectiva família respeitando suas crenças e valores e facilitando a comunicação.
- O cuidado estende-se após a morte, durante o luto familiar.
- Toda criança que tenha o diagnóstico de uma doença crônica que ameaça vida, deverá receber cuidados paliativos.

Segundo Himelstein (2006)[7], as condições clínicas de crianças em cuidados paliativos podem se enquadrar em quatro grandes categorias apresentadas no Quadro 5-1.

Quadro 5-1. Condições Clínicas de Crianças em Cuidados Paliativos

Categorias	Exemplos
1. Condições para as quais a cura é possível, mas pode falhar	Doenças oncológicas, crianças aguardando transplante de órgãos, cardiopatias congênitas ou adquiridas complexas
2. Condições que requerem tratamento complexo e prolongado	Fibrose cística, doenças neuromusculares, imunodeficiência grave, insuficiência renal crônica, epidermólise bolhosa grave
3. Condições em que o tratamento é apenas paliativo desde o diagnóstico	Algumas anormalidades cromossômicas como trissomia do 13 e 18, osteogênese tipo II imperfeita, doenças metabólicas progressivas
4. Condições incapacitantes graves e não progressivas	Paralisia cerebral grave, malformações cerebrais, trauma grave do sistema nervoso central

Fonte: Himelstein (2006).[7]

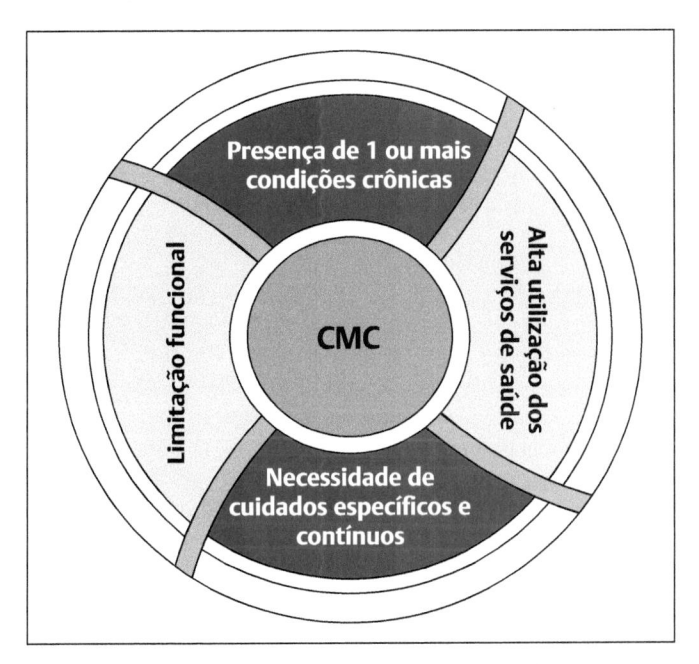

Fig. 5-1. Características comuns para as crianças com CMC.

Os princípios dos cuidados paliativos aplicam-se aos cuidados de crianças com condições médicas complexas (CMC), este grupo representa uma alta proporção de todas as crianças com doenças que ameaçam a vida.[8]

De acordo com a literatura, a definição de CMC é a presença de qualquer doença, cuja duração mínima esperada seja de 12 meses (exceto se a morte for desfecho anterior) que tenha envolvimento de mais de um órgão ou sistema, ou apenas um órgão de forma severa, necessitando de acompanhamento especializado e provavelmente algum período de internação em hospital terciário, como por exemplo: câncer, fibrose cística, malformações cardíacas e doenças neurodegenerativas.[9] A Figura 5-1 ilustra as características comuns entre crianças com CMC.[10]

FILOSOFIA DO CUIDADO

Os objetivos do cuidado às crianças com CMC de saúde são:[11]

- Compreender as necessidades de saúde da criança.
- Minimizar a severidade dos eventos agudos, exacerbações crônicas, dor, sofrimento e sobrecarga familiar.
- Desenvolver o protagonismo da família no cuidado.

- Maximizar o desenvolvimento funcional e cognição, *status* funcional, tempo fora do hospital, tempo em tratamento domiciliar, na escola e na comunidade.
- Responder rápida e eficazmente às mudanças da condição de saúde do paciente.

Atualmente a terapia paliativa não se encontra mais no polo oposto e excludente da terapêutica curativa. A integração dos dois modelos pode proporcionar melhor qualidade de vida para as famílias e para as crianças com doenças crônicas e ameaçadoras à vida.[1,2,12]

Ao longo da trajetória da criança, o CPP apoia as famílias e equipes à medida que avaliam os riscos e benefícios das intervenções propostas para auxiliar no desenvolvimento do plano de cuidados da criança.

Essa equação se modifica ao longo da trajetória da criança e o que pode ter sido considerado benéfica em um determinado ponto da sua vida pode se tornar prejudicial, dependendo como esta intervenção afeta a vida da criança neste momento.

É de suma importância o reconhecimento do ponto no qual a condição da criança ou os objetivos da família e valores divergem dos caminhos traçados no início. Neste cenário, faz parte do trabalho da equipe de CPP, em conjunto com a equipe médica, desenvolver novas abordagens para minimizar os impactos na qualidade de vida.

O planejamento terapêutico deve envolver o paciente, principalmente crianças mais velhas e adolescentes, equipe e os pais, e ter como meta, sempre, o melhor interesse do paciente. Portanto, clareza sobre a doença, a história natural da doença, as intercorrências possíveis e a adequação de medidas diante dessas intercorrências precisa ser a prioridade, estando tudo devidamente registrado em prontuário. Esse planejamento precisa, ainda, ser revisitado e rediscutido à medida que a doença avança.[13]

As reuniões com as famílias são momentos importantes para compartilhar informações e para tomada de decisões, principalmente para pacientes com internação prolongada e alta complexidade. A satisfação das famílias é maior quando as colocações são realizadas de forma empática, com troca e acolhimento de emoções e quando os familiares têm espaço para falar.[14] Entretanto é fundamental que seja realizado uma pré-reunião para alinhamento dos objetivos, a fim de que não sejam passadas informações discordantes entre os membros da equipe e a família fique com dúvidas.[12]

Outro ponto que deve ser ressaltado é o quanto as famílias desejam ser constantemente informadas sobre o prognóstico. A equipe deverá fornecer informações claras e reais, mas vários estudos demonstram inabilidade de prognosticar com acurácia o momento da morte.[15] A maioria dos pacientes crônicos de UTI Pediátrica excedem as previsões de sobrevivência, fazendo com que seus familiares não estejam mais interessados em prognósticos e algumas vezes reajam negativamente durante discussões sobre prognóstico e morte eminente.

A assistência paliativa só é possível com uma equipe interdisciplinar, pois uma disciplina não pode atender a todas as necessidades da criança e da família. As equipes interdisciplinares podem ajudar a garantir que as necessidades emocionais, espirituais, físicas e práticas das crianças e famílias sejam identificadas e atendidas.[16]

No Hospital Universitário da Universidade de São Paulo (HU USP) a equipe interdisciplinar é constituída por assistente social, fisioterapeuta, nutricionista, psicólogo, enfermeiro, terapeuta ocupacional, farmacêutico e fonoaudiólogo.

ATUAÇÃO FONOAUDIOLÓGICA

O Parecer n.º 42/2016 do Conselho Federal de Fonoaudiologia[17] estabelece o papel da equipe interdisciplinar em cuidados paliativos, com objetivo de minimizar o sofrimento e otimizar a qualidade de vida, bem-estar e seguridade do paciente em cuidados paliativos, incluindo aqui assistência extensiva aos seus familiares e cuidadores.

A literatura internacional e nacional reconhece a *expertise* do Fonoaudiólogo na avaliação e manejo dos distúrbios de alimentação e deglutição, manejo de saliva e secreções, intervenção em vias aéreas superiores e respiração, dificuldades de comunicação, sendo de suma importância a sua participação na equipe de cuidados paliativos pediátricos.[18-21]

Aproximadamente 10% dos pacientes internados nas Unidades de Terapia Intensiva Pediátrica e Enfermaria Pediátrica do HU USP são elegíveis para CPP. Diariamente são realizadas visitas multiprofissionais em ambas as Unidades, momento no qual todos os pacientes internados são discutidos e os objetivos a curto e médio prazos são sinalizados em consonância com o plano de cuidado de toda a equipe envolvida.

Os critérios de elegibilidade adotados no serviço são baseados nos critérios de Himelstein (2006)[7] já apresentados anteriormente. A equipe também utiliza a versão brasileira da *Functional Status Scale* para avaliar os desfechos funcionais da hospitalização.[22]

O protocolo de avaliação clínica da disfagia pediátrica adotado no serviço é o PAD-PED, também aplicado em crianças em CPP. Os objetivos são: identificar as alterações na dinâmica da deglutição e presença de sinais clínicos sugestivos de penetração/aspiração, indicar a necessidade de exames complementares, analisar os achados da avaliação, correlacionando-os com as possíveis etiologias e hipóteses sobre a natureza e gravidade da disfagia e estabelecer a conduta acertada e plano terapêutico individualizado de acordo com as necessidades de cada paciente, tendo como principal objetivo promover a deglutição segura e manutenção da nutrição e hidratação adequadas.

As avaliações objetivas da deglutição incluem o exame videofluoroscópico da deglutição e a videoendoscopia da deglutição, além de laringoscopia e manometria esofágica. Entretanto, vale a pena ressaltar que estes exames devem ser considerados apenas se o resultado puder modificar o manejo dos sintomas da criança.[23,20]

Realizada a avaliação, o plano de cuidado deverá refletir o prognóstico da doença e ser consistente com os objetivos gerais do tratamento; deverá ser ajustado se a doença evoluir; e deverá ser otimizado pelo envolvimento de uma equipe interdisciplinar onde cada especialista contribui com seu conhecimento, enfatizando que o paciente e a família são a unidade do cuidado; e seus desejos e preferências devem orientar a tomada de decisões compartilhadas.

De modo geral, os princípios que norteiam o processo de intervenção fonoaudiológica em crianças em CPP são:

- O tratamento deve ser individualizado, avaliando de forma sensível as necessidades de cada paciente e família;
- Manter o máximo possível uma alimentação segura e prazerosa;
- Melhorar a função de deglutição;
- Maximizar a habilidade residual de deglutição;
- A introdução da alimentação por via alternativa deverá ser feita após uma tomada de decisão compartilhada entre família e equipe de cuidados.

As principais estratégias fonoaudiológicas comumente adotadas em pacientes com disfagia orofaríngea e que também podem ser adotadas em crianças em CPP são:[20,21,24,25]

- Adequação postural global: ajustes posturais com apoio adequado da cintura pélvica, escapular e cervical.
- Sucção não nutritiva: aumentar a frequência de deglutição de saliva.
- Modificação de fluxo: diminuir o tamanho do furo da mamadeira (lactentes) ou espessar o líquido para aumento do controle oral e favorecimento da coordenação das funções de sucção/deglutição e respiração.
- Modificação do ritmo de oferta (lactentes que recebem mamadeira): realização de pausas a cada três sucções por exemplo para melhor controle oral e coordenação das funções de sucção/respiração e deglutição.
- Modificação de utensílios: avaliação do desempenho com alimentos em diferentes utensílios como tipos de bicos (redondo, ortodôntico, fisiológico), tipos de colheres (metal, silicone, plástico).
- Modificações de alimentos: modificação de textura, tamanho, temperatura e sabor dos alimentos.
- Manuseios motores, estimulação extra e intraoral.

A alimentação por via oral em crianças com CMC depende da qualidade das experiências durante as situações de alimentação, das habilidades sensório-motoras-orais e da eficiência e segurança da deglutição, sem comprometimento nutricional e sem prejuízo nas relações familiares.

Ao longo do tempo de evolução da criança, alguns métodos de alimentação por via alternativa poderão ser necessários como por exemplo sonda nasoenteral ou gastrostomia.

O impacto psicológico do distúrbio de deglutição/alimentação na interação pais/criança precisa ser considerado durante o estabelecimento da conduta e programa terapêutico. A forma como a família compreende e lida com a disfagia da criança pode ter relação direta com a adesão ao tratamento e seguimento das condutas e orientações fonoaudiológicas em casa.[26]

É importante que o Fonoaudiólogo tenha sempre em mente que mesmo uma criança com CMC mantém o seu processo de desenvolvimento neuropsicomotor e de maturação das estruturas e funções estomatognáticas possibilitando novas experiências, mas desde que seu desempenho seja continuamente avaliado em função de seu estado de saúde.

REFERÊNCIAS BIBLIOGRÁFICAS

1. Piva JP, Garcia PCR, Lago PM. Dilemas e dificuldades envolvendo decisões de final de vida e oferta de cuidados paliativos em pediatria. Rev Bras Ter Int. 2011;23(1):78-86.
2. Valadares MTM, Mota JAC, Oliveira BM. Cuidados paliativos em pediatria: uma revisão. Revista Bioética. 2013;21(3):486-93.
3. Field MJ, Behrman RE. When children die: improving palliative and end-of-life care for children and their families. Washington DC: National Academy Press; 2003. p. 712.
4. WHO: World Health Organization. WHO definition of palliative care [Internet]. Genebra: WHO; 2019 [citado em 2019 Out 29]. Disponível em: https://www.who.int/cancer/palliative/definition/en/
5. Fraser J, Harris N, Berringer AJ, Pescott H, Finlay F. Advanced care planning in children with life-limiting conditions - the Wishes Document. Arch Dis Childhood. 2010;95(2):79-82.
6. Hauer J, Poplach D, Armsby C. Pediatric palliative care. POST TW, ed. UpToDate. Waltham, M.A. UpToDate Inc. https://www.uptodate.com (accessed on October 28, 2020).
7. Himelstein BP. Palliative care for infants, children, adolescents, and their families. J Palliat Med. 2006;9(1):163-81.
8. Schwantes S, O'Brien HW. Pediatric palliative care for children with complex chronic medical conditions. Ped Clin North Am. 2014;61(4):797-821.
9. Feudtner C, Hays RM, Haynes G, Geyer JR, Neff JM, Koepsell TD. Deaths attributed to pediatric complex chronic conditions: national trends and implications for supportive care services. Pediatrics. 2001;107(6):797-821.
10. Cohen E, Jovcevska V, Kuo DZ, Mahant S. Hospital-based comprehensive care programs for children with special health care needs: a systematic review. Archives of Pediatric Adolescent Medicine. 2011;165(6):554-61.
11. Berry JG, Hall M, Cohen E, O'neill M, Feudtner C. Ways to Identify Children with Medical Complexity and the Importance of Why. J Pediat. 2015;167(2):229-37.
12. Rothschild CB, Derrington SF. Palliative care for pediatric intensive care patients and families. Curr Op Ped. 2020;32(3):428-435.

13. Barbosa S, Zoboli I, Iglesias S. Cuidados paliativos: na prática pediátrica. Rio de Janeiro: Atheneu; 2019. p. 432.
14. October TW, Hinds PS, Wang J, Dizon ZB, Cheng YI, Roter DL. Parent satisfaction with communication is associated with physician's patient-centered communication patterns during family conferences. Ped Crit Care Med. 2016;17(6):490-7.
15. Meadow W, Pohlman A, Frain L, Ren Y, Kress JP, Teuteberg W, HALL J. Power and limitations of daily prognostications of death in the medical intensive care unit. Crit Care Med. 2011;39(3):474-479.
16. Himelstein BP, Hilden JM, Boldt AM, Weissman DN. Pediatric Palliative Care. N Eng J Med. 2004;350(17):1752-62.
17. Conselho Federal de Fonoaudiologia (Brasil). Parecer no. 42, de 18 de fevereiro de 2016. Dispõe sobre a atuação do fonoaudiólogo em cuidados paliativos. Parecer aprovado na 1450 SPO do CFFa. Disponível em: https://www.fonoaudiologia.org.br/cffa/wp-content/uploads/2013/07/parecer-n.-42-2016-cuidados-paliativos.pdf. Acessado em: 6 de junho de 2019 [Links].
18. Tomblin J, Mueller K. Foreword: end-of-life care for adults: what speech-language therapists should know. Topics in Language Disorders. 2012;32(2):107-110.
19. O'Reilly AC, Walshe M. Perspectives on the role of the speech and language therapist in palliative care: An international survey. Palliative Medicine. 2015;29(8):756-61.
20. Krikheli L, Mathisen BA, Carey LB. Speech-language pathology in paediatric palliative care: a scoping review of role and practice. Int J Speech-Language Pathol. 2017;20(5):541-553.
21. Levy DS. Atuação fonoaudiológica na disfagia infantil. In: Dedivitis R; Santoro PP; Arakawa-Sugueno L. Manual prático de disfagia: diagnóstico e tratamento. Rio de Janeiro: Revinter; 2017. p. 380.
22. Bastos VCS, Carneiro AA, Barbosa MSR, Andrade LB. Versão brasileira da Functional Status Scale pediátrica: tradução e adaptação transcultural. Revista brasileira de terapia intensiva, 2018;30(3):301-307.
23. Bühler KEB, Flabiano-Almeida FC. Avaliação da disfagia infantil. In: Dedivitis R, Santoro PP, Arakawa-Sugueno L Manual prático de disfagia: diagnóstico e tratamento. Rio de Janeiro: Revinter; 2017. p. 380.
24. Morgan A. Management of oromotor disorder for feeding in children with neurological impairment. In: Quillis-Roig M, Penningto L. Oromotor Disorders in Childhood. Barcelona: Editora Vighera; 2011. p. 368.
25. Madureira DL. Manejo da disfagia nos cuidados paliativos em pediatria. In: Levy DS; de Almeida ST. Disfagia Infantil. Rio de Janeiro: Thieme Revinter; 2018. p. 304.
26. Bühler KE, Flabiano-Almeida FC. Contribuição da avaliação fonoaudiológica para o delineamento da intervenção na disfagia pediátrica. In: Levy DS, de Almeida ST. Disfagia Infantil. Rio de Janeiro: Thieme Revinter; 2018. p. 304.

CUIDADOS PALIATIVOS EM UTI NEONATAL

CAPÍTULO 6

Jessyca Vanessa dos Santos Barbosa
Maria Gabriella Pacheco da Silva

AMBIENTE HOSPITALAR

O ambiente hospitalar, sobretudo, a Unidade de Terapia Intensiva (UTI) é conhecido pelas tecnologias duras, pelos equipamentos sofisticados, pela assistência direta 24 horas por dia e também pelo distanciamento, frieza e objetividade. Com essas características ambientais não é difícil prever os sentimentos que ter um filho, recém-nascido, internado sob cuidados intensivos traz.

De modo geral, os pais apresentam um processo de adaptação à internação de seu filho na UTI neonatal, reagindo, inicialmente, com medo, angústia e até desespero. Mas, esses sentimentos se amenizam à medida que recebem orientações e confiam na equipe de saúde. Uma UTI neonatal é uma unidade de cuidados críticos onde inevitavelmente os profissionais irão deparar-se com a morte. Dessa forma terão que enfrentar as reações dos pais em uma situação tão delicada.[1]

O processo de trabalho da UTI neonatal proporciona constantes desgastes e envolve fatores que constituem obstáculos para a oferta da assistência humanizada, sendo necessário criar estratégias para atender às necessidades dos usuários e ajudem a desenvolver ações que facilitem suas práticas.[2]

É importante que os pais se sintam acolhidos na UTI neonatal e saibam que sua presença não atrapalha as atividades rotineiras da unidade. Também devem ser orientados sobre a importância da sua presença, mas, os profissionais de saúde devem ter em mente que os pais têm outros afazeres e, em alguns casos, outros filhos pequenos em casa, não cobrando assim a permanência desses na unidade além de suas possibilidades, consequentemente não os julgando de forma errada.[1]

37

AVANÇOS TECNOLÓGICOS E CP NEONATAL

O avanço acelerado da tecnologia na área neonatal permitiu que muitos recém-nascidos que morreriam no passado, sobrevivessem. A partir disso, observamos uma queda significativa na mortalidade infantil e assistimos as crianças com incapacidade severa alcançarem seu lugar de sobrevida.[3]

Por outro lado, na luta diária para preservar vidas alguns procedimentos de ressuscitação e o tratamento ativo de recém-nascidos muito doentes trouxe consequências controversas, como o aumento potencial de graves sequelas neurológicas e aumento das morbidades em geral, gerando dúvidas quanto às decisões complexas sobre a manutenção, retirada ou a não introdução de novas intervenções.[4,5]

Apesar de causar estranhamento, os cuidados paliativos são apropriados em todas as faixas etárias, incluindo a neonatal, sendo direcionados a indivíduos que apresentem uma doença potencialmente limitante da vida. No nicho dos cuidados paliativos pediátricos, trata-se de uma assistência holística, interdisciplinar e centrada da família, acolhendo os pais ou responsáveis e melhorando a qualidade de vida do neoato. Outro ponto de dúvida é pautado na compatibilidade da terapia paliativa com a terapia curativa, que podem ser fornecidos concomitantemente a depender do diagnóstico e trajetória da doença.[6]

Infelizmente, alguns desafios ainda estão postos diante da compreensão da necessidade e importância dos cuidados paliativos nessa faixa etária, entre os que mais se destacam estão os embates cultural e religioso, onde o entendimento e aceitação que aquela vida, que acabou de chegar, sem maldade/pecado encontra-se tão fragilizada tem curto prazo de validade e pode partir a qualquer momento. Além desse importante aspecto instintivo, temos que lidar com os desafios objetivos da atenção hospitalar ao RN, como a maior demanda de cuidado intensivo que os adultos, sendo expostos a um número maior de intervenções precoces, durante o curso da doença; a instabilidade de resposta às intervenções realizadas; o pouco conhecimento dos profissionais sobre a sobrevida e evolução de doenças raras; o tempo de doença de uma criança pode ser prolongado, variável e imprevisível; a criança não responde por seus interesses e o luto da família é "mais intenso" e de maior duração.[7]

Assim, para que seja possível ofertar um cuidado paliativo de qualidade, é de essencial importância o cuidado do paciente e sua família durante o processo de morte, para isso, o médico e toda equipe de saúde também devem aprender a lidar com a morte. Vale ressaltar que cuidado paliativo não é sinônimo de paciente "terminal" ou em cuidado de fim da vida. Um paciente sob cuidado paliativo pode estar numa fase de seu cuidado que visa à alta hospitalar por exemplo. Sendo assim, a reavaliação deve acontecer como rotina dos atendimentos, com o propósito de estabelecer o melhor plano terapêutico de acordo com o objetivo de cuidado atual do paciente.

PARTICULARIDADES DO PROCESSO DE MORTE DO NEONATO

De modo geral, existem dois tipos de morte: concreta e simbólica. A morte concreta é quando uma pessoa morre de fato, quando um corpo, enfermo ou não perde o sopro da vida e desaparece para sempre do cotidiano. A morte simbólica, ou morte em vida, são rupturas que ocorrem durante a vida do ser humano e deflagram o mesmo processo de luto da morte concreta.[8]

Quando um filho nasce, a primeira coisa que os pais conferem é se a criança é "perfeita" e, nesse caso, ficam aliviados e comemoram. Caso contrário, há a morte do filho idealizado, e tal constatação gera profunda tristeza, angústia, desespero, medo do futuro, frustração, vergonha: o luto. O filho está lá! É outro, completamente diferente do que foi desejado, mas está lá, e o casal (muitas vezes somente a mãe) não tem autorização para chorar e ficar de luto pelo filho que morreu. As pessoas ao redor cobram ações e atitudes, indiferentes ao conflito de sentimentos dos pais, sem entender que é preciso vivenciar o processo de luto pelo filho que foi idealizado, para que seja possível estabelecer um vínculo de amor e cuidado com o filho que nasceu.[8]

Em todos os casos é primordial que se acolha os familiares de recém-nascidos hospitalizados, em especial aqueles que enfrentam um prognóstico ruim ou óbito em UTI Neonatal. Segundo Catlin e Carter (2002)[9], nessas situações podemos utilizar alguns princípios norteadores de conduta para minimizar o sofrimento da família e facilitar o processo de compreensão da morte, são eles:

- Assegurar a permanência da família junto ao bebê o maior tempo possível, estimulando contato físico (inclusive oferecer colocar o bebê no colo) conforme avaliação de disponibilidade dos responsáveis.
- Encorajar contato com outros membros da família, desde que com concordância dos pais, inclusive promovendo a visita dos irmãos do bebê.
- Nomear o recém-nascido para reconhecimento pela equipe.
- Fornecer orientações clínicas de forma clara do estado e evolução do bebê, mesmo que seja repetidamente durante sua internação, não minimizando as situações graves nem omitindo informações relevantes aos pais.
- Assegurar privacidade aos familiares do bebê, no processo de luto, através da disponibilização de espaço específico na unidade, com acompanhamento da equipe de profissionais de modo que os pais não se sintam abandonados.
- Assegurar que os pais sejam comunicados tão logo quanto possível, no caso de súbita piora e/ou morte do bebê, caso eles não estejam presentes, através de ligação telefônica para que possam comparecer no setor da UTI Neonatal e aguardar sua chegada para que possam vivenciar o processo de luto.
- Disponibilizar lembranças significativas da vida do bebê, o que contribui na elaboração do processo de luto dos pais, através da reunião de seus pertences, tais como: pulseirinha de identificação, *clamp* umbilical, mecha de cabelo, cartão com carimbo do pezinho preenchido com todos os dados disponíveis (incluindo os diagnósticos clínicos), cartão de dados da incubadora,

fotos, desenhos realizados e trazidos pelos irmãos, orações etc., coletados em uma "caixa de memórias".
- Disponibilizar apoio espiritual de acordo com a concordância e a opção religiosa dos responsáveis.
- Orientar a família sobre as rotinas e procedimentos na situação do óbito, encaminhando aos serviços competentes para a sua regularização.
- Esclarecer os pais ou responsáveis sobre a necessidade e o procedimento de necropsia, de maneira que eles possam decidir livremente e não se sintam pressionados a autorizar o procedimento.
- Proporcionar aos pais acesso ao resultado da necropsia através de retorno ao setor em reunião mensal agendada já por ocasião do óbito, com a presença de profissionais do grupo de cuidados paliativos, onde também serão prestados esclarecimentos de dúvidas com relação ao óbito, restaurando o vínculo e dando continência aos pais no processo de elaboração do luto.
- A implementação de cuidados paliativos em Unidade Neonatal ainda é um desafio e uma tarefa árdua para a equipe assistencial requer um olhar diferente para o que é a medicina, a tecnologia, a vida, a morte e o sofrimento humano. Encarar de perto a finitude e o incontrolável limite da vida requerem tempo, dedicação, empatia e renúncia.

A PRÁXIS DOS CUIDADOS PALIATIVOS EM NEONATOS

A situação em que pais perdem seus filhos é angustiante, comovente para a família e independe se essa criança é um natimorto ou morre mais tarde. Quanto mais cedo essa dolorosa perda ocorre, mais preciosa se torna toda oportunidade para a família passar com o filho, tanto no cuidado quanto na despedida. Nesse sentido, as evidências em cuidados paliativos pediátricos não são robustas, tornando-se ainda mais escassa em relação à Neonatologia.

A prestação de cuidados paliativos para recém-nascidos foi introduzida pela primeira vez na década de 1980. Na época, os princípios do *hospice* estavam sendo disseminados nos Estados Unidos e sua aplicabilidade aos recém-nascidos foi observada por Whitfield *et al.* (1982).[10] A partir da década de 1980, houve crescimento no sentido dos cuidados paliativos em geral e, especificamente, nos cuidados paliativos neonatais, que ganhou reconhecimento internacionalmente, demandando a capacitação das equipes multiprofissionais e qualificação acadêmica.

Como em outras áreas, o cuidado paliativo neonatal teve uma história um tanto dividida. Na UTI Neonatal, os pacientes são tratados por semanas a meses apenas para atingir um platô ou estagnação em direção ao crescimento e à cura. Eles permanecem ventilados, dependentes de nutrição intravenosa por longos períodos, ficam expostos a infecções e problemas intestinais, colestase e doenças hepáticas associadas à nutrição parenteral. Além das condições ligadas à nutrição e ventilação, a privação do desenvolvimento neural adequado leva a sequelas cerebrais irreversíveis.

Uma definição para cuidados paliativos neonatais pode ser encontrada na organização *Together for Short Lives* (2009)[11], um grupo de cuidados paliativos infantis no Reino Unido:

> *"Os cuidados paliativos para um feto, recém-nascido ou bebê com uma condição limitante da vida é uma abordagem ativa e total de cuidado, desde o diagnóstico ou reconhecimento, ao longo da vida da criança, no momento da morte e depois. Abrange elementos físicos, emocionais, sociais e espirituais e tem como foco a melhoria da qualidade de vida do bebê neonatal e o apoio à família. Inclui o tratamento de sintomas angustiantes, a provisão de pequenos intervalos e cuidados durante a morte e luto".*

A cada dia, o cuidado é desafiador e a descompensação do quadro clínico demanda de um aumento de suporte – geralmente acompanhado de analgesia e/ou sedação para minimizar a instabilidade cardiopulmonar ou agitação neurológica. Essa instabilidade predispõe o desenvolvimento de hipertensão arterial pulmonar secundária ou displasia broncopulmonar (DBP), acarretando a dependência do suporte ventilatório por longos períodos e retardando a introdução da dieta pela boca. Os bebês têm a necessidade de sucção, que para além de fins nutritivos, geram a plenitude emocional no bebê, analgesia os momentos de intervenção dolorosa e fortalece o vínculo entre mãe e filho.

Diretrizes publicadas pelo *National Institute of Nursing Research* (NINR), *National Association of Nurse Practitioners*, National Perinatal Association (NPA), *National Association of Neonatal Nurses* (NANN), *National Hospice and Palliative Care Organization* (NHPCO), e o Center to Advance Palliative Care estabelecem critérios elegibilidade para a adoção de cuidados paliativos em unidades de terapia intensiva neonatal, em que o diagnóstico pode ser feito no período pré-natal ou após o nascimento, são eles:

- *Genética/cromossômica:* aneuploidias cromossômicas com prognósticos complexos e limitantes da vida; distúrbios metabólicos, de armazenamento ou mitocondriais graves; formas graves de displasia esquelética.
- *Problemas no sistema de órgãos:* malformações graves do sistema nervoso central (SNC) (defeitos do tubo neural, distúrbios migratórios); encefalopatia hipóxico-isquêmica; atrofia muscular espinhal tipo 1 e distrofias miotônicas; epidermólise bolhosa; síndrome de Potter, sequência de oligoidrâmnio fetal, insuficiência renal crônica fetal-neonatal; síndrome do intestino curto com dependência de nutrição parenteral; transplante de

órgãos multiviscerais em consideração (p. ex., fígado, intestino, pâncreas); atresia biliar; aganglionose total do intestino; deficiência alimentar grave com dependência de tubo de alimentação que pode ser permanente; doença cardíaca congênita complexa, especialmente se funcionalmente univentricular; pacientes com oxigenação por membrana extracorpórea (ECMO); hipertensão arterial pulmonar grave; consideração para transplante de coração; hérnia diafragmática congênita; hipoplasia pulmonar grave; síndrome de hipoventilação central congênita; distrofias torácicas asfixiantes; falha do sistema multiorgânico.

- *Infecção e distúrbios imunológicos:* infecção perinatal pelo vírus da imunodeficiência humana e síndrome da imunodeficiência adquirida (HIV/AIDS); deficiência imunológica combinada grave (SCID); vírus herpes simplex perinatal grave (HSV), citomegalovírus (CMV), toxoplasmose ou vírus Zika com meningoencefalite ou encefalopatia grave.
- *Complicações da prematuridade:* gestação perivável; hemorragia intraventricular grave (HIV, grau IV) ou leucomalácia periventricular (LPV); insuficiência respiratória refratária; DBP dependente de ventilador; enterocolite necrosante grave (NEC) com intestino curto resultante; insuficiência hepática.

Além dessas causas, outros aspectos podem ser somados aos recém-nascidos potencialmente predisposto a receber cuidados paliativos: bebês nascidos no limiar da viabilidade ou que são igualmente vulneráveis em virtude da prematuridade e bebês para os quais o cuidado intensivo foi aplicado de maneira apropriada, mas agora estão sobrecarregados com intervenções que não são mais consideradas benéficas, mas passam a ser vistas como pesadas, inadequadas e apenas prolongando a morte.[7,12,13]

No Brasil, não foram ainda publicadas diretrizes específicas para os cuidados paliativos em Neonatologia. Contudo, no estudo brasileiro de Marçola *et al.* (2017)[14], a prematuridade extrema foi a segunda causa de morte em recém-nascidos, sendo superada apenas pelas malformações, tais como hérnia diafragmática congênita, malformações cardíacas complexas, holoprosencefalia, atresia esofágica, atresia duodenal e síndromes genéticas. Em países como a Holanda, a prematuridade extrema é um preditivo de indicação de cuidados paliativos neonatais.[14]

Segundo o levantamento realizado por Vanin *et al.* (2020)[15], a taxa de prematuridade brasileira ficou em 11,5% dos nascimentos. De acordo com o IBGE, foram registrados 2,87 milhões de nascimentos no Brasil em 2017, o que nos leva a concluir que, somente naquele ano, mais de 330 mil bebês nasceram antes da hora. Observou-se ainda que mais da metade desses bebês permaneceram até 60 dias internados após o nascimento, e um terço permanecem de 2 a 6 meses na UTI. Esse dado é semelhante à revisão de Ng *et al.* (2018)[16], que compilou estudos de diversos países, somando 166 óbitos em UTI Neonatal com registro de oferta de cuidados paliativos. Cerca da metade dos óbitos estava relacionada à prematuridade extrema e o período de internamento dos bebês chegou a 250 dias.

Nesse cenário de longo período de internação, o trabalho da equipe interdisciplinar torna-se ainda mais importante, em que o cuidado humanizado deve envolver também a família. Essas equipes ajudam nas transições para que os cuidados sejam dados nos ambientes residenciais. Compreende-se que os cuidados paliativos não sejam prestados somente na eminência da morte, mas devem ser oferecidos para os bebês que têm condições clínicas de ir para casa. Esses *home cares* estão presentes em casos como os de prematuros com displasia broncopulmonar e os pais aceitam a indicação de uma traqueostomia para ajudar no desenvolvimento e facilitar a transição para casa. Mesmo dependente de uma traqueostomia ou de alimentação por tubo gastrointestinal por um longo período de tempo, esse bebê requer cuidados e vigilância 24 horas por dia. Ressalta-se que podem ocorrer complicações clínicas significativas, incluindo morte relacionada à traqueostomia e suporte ventilatório de longo prazo. Nesse cenário desafiador, a abordagem da estimulação multiprofissional para prevenir maiores complicações torna possível a permanência do bebê junto aos cuidadores, reforçando o vínculo afetivo com os pais e o cuidado pautado na necessidade da família.

Os recém-nascidos, particularmente os pré-termos (RNPT), apresentam características peculiares que precisam ser muito bem conhecidas pelas profissionais que atuam com essa categoria tão especial. O tônus apresenta-se rebaixado, que varia desde uma flacidez intensa com extensão até a presença de tônus elevado e flexão iniciada pelos membros inferiores. Ocorre uma hipotonia global originada pela imaturidade do sistema nervoso central (SNC) e muscular.

O RNPT é um bebê majoritariamente em extensão com pobre estabilidade de cintura escapular, tronco e mandíbula, sendo esta última devido à ausência de coxim adiposo nas bochechas, apresenta dificuldade de vedamento de lábios, além de ser um bebê neurologicamente imaturo e desorganizado que apresenta poucos sinais de sede e fome, ausência de alguns reflexos e grande susceptibilidade ao estresse. Uma das possibilidades de atuação do fonoaudiólogo no período neonatal relaciona-se à alimentação dos RN (normais e/ou de risco), uma vez que, nos primeiros meses de vida, o RN obtém o alimento, principalmente, através da sucção. Essa atuação visa ao diagnóstico e ao tratamento precoce das alterações fonoaudiológicas, prevenindo, minimizando ou adaptando seus efeitos.

A alimentação é um pré-requisito para a sobrevivência do RN, ela visa ao suprimento das necessidades nutricionais e, consequentemente, ao crescimento e desenvolvimento, pois a via dessa alimentação serve como uma proposta de terapia paliativa/curativa, principalmente a amamentação, que proporciona a inter-relação estrutura/função, levando ao crescimento harmonioso da face, o bebê veda os lábios e respira pelo nariz em situações de normalidade e trazendo o conforto psicológico, corporal e de formação do vínculo mãe-bebê em qualquer situação.

Conforme o delineamento de Madruga (2013)[17], as quatro técnicas identificadas como principais no CP neonatal são: gerenciamento do desconforto, processo de tomada de decisão dos pais e da equipe, suporte à família e conduta dos profissionais.

No tocante ao gerenciamento de desconforto, principalmente, procedimentos invasivos desnecessários devem ser evitados, bem como fatores que gerem inquietação nos bebês. Medidas não farmacológicas com a diminuição de ruídos, luminosidade, manuseio correto e contato pele a pele devem ser utilizadas frequentemente, pois auxiliam na diminuição de sinais como: fadiga, dispneia e choro prolongado.

A tomada de decisão dos pais e da equipe, na maioria das vezes, não é uma tarefa fácil, sobretudo, quando se trata de um RN, que não é capaz de discernir e fazer suas próprias escolhas. Neste contexto, os pais se veem obrigados a tomar uma decisão difícil baseada na comunicação e na experiência de outras pessoas. Há o surgimento de sentimentos como tristeza, raiva e angústia quando os pais não podem cuidar, amar e decidir como querem que seja os últimos momentos do bebê.

O suporte para as famílias exige empatia da equipe e um atendimento individualizado. Um lugar adequado deve permitir manifestações culturais, religiosas e momentos de intimidade com o filho, auxiliando no processo de luto. Após o óbito, o banho, a troca de roupas e registros fotográficos torna menos dolorosa esta transição, pois os pais não se sentem sozinhos na dor.

A conduta dos profissionais, no que diz respeito à insegurança, questões éticas, formação com ênfase na cura, são os principais obstáculos a serem enfrentados para que um número maior de neonatos tenha acesso aos cuidados paliativos.

REFERÊNCIAS BIBLIOGRÁFICAS

1. Mittag BF, Wall ML. Pais com filhos internados na UTI Neonatal–sentimentos e percepções. Família, Saúde e Desenvolvimento, v. 6, n. 2, 2004.
2. Souza KMO, Ferreira SD. Assistência humanizada em UTI neonatal: os sentidos e as limitações identificadas pelos profissionais de saúde. Ciência & Saúde Coletiva. 2010;15:471-480.
3. Network, VGNR. VLBW Infants in Portugal. National Multicenter Study, v. 2000, p. 117-26, 1996.
4. Davis L, Mohay H, Edwards H. Mothers' involvement in caring for their premature infants: an historical overview. J Adv Nurs. 2003;42(6):578-586.
5. Verhagen AAE, et al. Categorizing neonatal deaths: a cross-cultural study in the United States, Canada, and the Netherlands. J Pediatrics. 2010;156(1):33-37.
6. Falck AJ, et al. Perceptions of palliative care in the NICU. Adv Neonat Care. 2016;16(3):191-200.

7. Carter BS. Pediatric palliative care in infants and neonates. Children, 2018;5(2):21.
8. Alves EGR. A morte do filho idealizado. Mundo saúde (Impr.), p. 90-97, 2012.
9. Catlin A, Carter B. Creation of a neonatal end-of-life palliative care protocol. Neonatal Network. 2002;21(4):37-49.
10. Whitfield JM, et al. The application of hospice concepts to neonatal care. Am J Dis Children. 1982;136(5):421-424.
11. Together for Short Lives. The Neonatal Care Pathway, 2009. Disponível em: http://tinyurl.com/pncuwfj.
12. National Association of Neonatal Nurse Practitioners et al. Palliative care of newborns and infants. Position Statement# 3051. Advances in neonatal care: official journal of the National Association of Neonatal Nurses. 2010;10(6):287.
13. National Perinatal Association. Position Paper on Palliative Care. 2009. Disponível em: www. nationalperinatal.org/Resources/PalliativeCare2012-12-13.pdf.
14. Marçola L, et al. Análise dos óbitos e cuidados paliativos em uma unidade de terapia intensiva neonatal. Rev Paulista de Pediat. 2017;35(2):125-129.
15. Vanin LK, et al. Maternal and fetal risk factors associated with late preterm infants. Revista Paulista de Pediatria. 2020;38.
16. Ng SKF, Keenan N, Swart S, et al. Palliative care in a tertiary neonatal intensive care unit: a 10-year review. BMJ supportive & palliative care, 2018.
17. Madruga PA. A prática dos cuidados paliativos em neonatos [trabalho de conclusão de curso]. Rio Grande do Sul: Universidade Federal do Rio Grande do Sul, Faculdade de Enfermagem; 2013.

ABORDAGEM FONOAUDIOLÓGICA EM PACIENTES COM A SÍNDROME CONGÊNITA DO ZIKA SOB A ÓTICA PALIATIVISTA

CAPÍTULO 7

Danielle Maria da Silva Oliveira • Amannda Maryllya Diniz Silva
Jeyse Polliane de Oliveira Soares Bernardes

SÍNDROME DO ZIKA VIRUS: UMA HISTÓRIA A SER RELEMBRADA

Após o aumento inesperado de casos de microcefalia no Brasil, segundo dados do Sistema de Nascimento do Ministério da Saúde (SINASC), no ano de 2015, os estudos corroboram o reconhecimento da relação entre a presença do vírus Zika (ZIKV) e o aumento da ocorrência de casos de microcefalia no país.[1,2]

Do gênero Flavivírus, o ZIKV foi identificado pela primeira vez em 1947, no vale da Zika e epidemiologicamente era relatado como causador de infecções esporádicas em seres humanos, até que em 2007 foi causador de uma epidemia na Micronésia.[3] No Brasil, acredita-se que a entrada do vírus ocorreu durante a copa do mundo, a partir da contaminação do *Aedes egipty*, por indivíduos que apresentaram quadros da infecção provenientes da Polinésia Francesa. Também surgiu a hipótese de que o ZIKV tenha chegado durante um campeonato de canoagem no Rio de Janeiro com a participação de várias pessoas provenientes do oceano pacífico. A hipótese baseada em estudos do genoma traz que o ZIKV tenha entrado no Brasil entre maio e dezembro de 2013, no período da Copa das Confederações, em que também participaram países da Polinésia Francesa.[4,5]

Diante do aumento do número de casos de microcefalia e da associação ao ZIKV foi necessário realizar a definição de microcefalia de acordo com os estudos científicos, a fim de realizar um levantamento epidemiológico que pudesse trazer a realidade dos casos em todo Brasil.

Inicialmente foi utilizado um ponto de corte com alta sensibilidade para definir os casos de microcefalia em que os nascidos vivos com 37 semanas ou mais de idade gestacional (IG) e perímetro cefálico (PC) ≤ 33cm eram classificados com microcefalia, o que gerou um número excessivo de notificações. Com isso, Ministério da Saúde estabeleceu que o PC adotado fosse de um valor ≤ 32cm para estabelecer casos de microcefalia.[6-8]

Em março de 2016, o Ministério da Saúde alinhou-se às recomendações da OMS, que adotava, para crianças a termo, as medidas de 31,5 cm para meninas e 31,9 cm para meninos. Finalmente, em agosto de 2016, a OMS recomendou o uso dos parâmetros de curvas InterGrowth para ambos os sexos, o que significa pontos de corte de PC de 30,24 cm para meninas e 30,54 cm para meninos a termo.[2] A principal justificativa para a adoção desses pontos de corte do PC foi privilegiar a especificidade do critério de definição de caso de microcefalia, com redução de casos falso-positivos.

No Brasil, entre 2015 e 2019, foram notificados 17.041 casos suspeitos, dos quais 3.332 foram confirmados laboratorialmente ou por exames de imagem como casos de microcefalia secundário a ZIKV.[9]

A CRIANÇA COM ZIKA VIRUS: ACHADOS E SURPRESAS

A microcefalia é uma malformação em que o cérebro não se desenvolve de maneira adequada. É caracterizada por um perímetro cefálico inferior ao esperado para a idade e sexo. É um sintoma de uma patologia de base e não um diagnóstico. Está relacionada a fatores genéticos e cromossômicos, exposições ambientais da mãe no período pré-natal ou perinatal, e podem ainda ocorrer no período pós-natal. Sua etiologia é complexa e multifatorial, envolvendo diversos fatores como sífilis, toxoplasmose, rubéola, citomegalovírus, herpes viral (*STORCH*) e dentre eles a síndrome congênita do ZIKV.[10,11]

A microcefalia foi a característica mais marcante entre os casos de infecção pelo Zika vírus, entretanto, esse achado não foi o único encontrado nas crianças.

Estudos confirmaram sua correlação com comorbidades comuns às infecções congênitas e a coexistência de outras, como atraso no crescimento uterino, modificações morfológicas do sistema nervoso central, calcificações cerebrais (cortical e subcortical, sendo este último o achado único entre as infecções congênitas), ventriculomegalia, lisencefalia, paquigiria, hipoplasia de tronco e/ou cerebelo, hipodensidade anormal da substância branca, disgenesia do corpo caloso e dismorfia craniofacial.[12-15]

Podem ainda apresentar extrema irritabilidade, hiper-reflexia e hipertonia com espasticidade, hipotonia ou uma combinação de hiper e hipotonia, hidrocefalia, convulsão, epilepsia, alteração oftalmológica, auditiva e osteomioarticulares, dificuldades na fala e disfagia, caracterizando a síndrome congênita do Zika vírus.[15,16]

As manifestações da infecção congênita pelo Zika vírus são mais graves quando ocorrem no primeiro e segundo semestre da gestação, principalmente no primeiro. É extremamente relevante destacar a considerável relação da disfunção neuromotora e a microcefalia, que não é progressiva e ocorre a partir de uma ou mais lesões sobre um cérebro imaturo, acarretando comprometimentos neuromotores.[15,17,18]

Devemos ressaltar que as crianças com microcefalia podem apresentar quadros de epilepsia, que se caracterizam por convulsões recorrentes não provocadas e podem ser refratárias ao tratamento, ocasionando piora do quadro evolutivo e clínico das crianças.[15]

Avelino e Ferraz (2018)[19] relacionam as manifestações presentes na SCZV e sua interferência no curso do desenvolvimento neuropsicomotor (DNPM) definido como progresso no alcance de habilidades que engloba o desenvolvimento físico e cognitivo, maturação neurológica, interação social, aspecto comportamental e de linguagem acarretando alterações reversíveis ou permanentes. De acordo com o Ministério da Saúde (2016)[20], 90% destas crianças apresentam atraso do DNPM, ou seja, a criança não apresentará o desenvolvimento esperado para a idade em uma ou mais área.

Em relação ao DNPM, as crianças podem apresentar dificuldades para manter a cabeça firme, sentar-se, engatinhar, andar, realizar trocas posturais, além de atividades como subir, descer uma escada, pular, correr, entre outras. Também podem ter comprometimentos para o desenvolvimento de ações como agarrar, soltar, manipular brinquedos e objetos.[21]

Quanto aos aspectos cognitivos, os danos contribuem de forma significativa nas aquisições motoras e funcionais ligadas à rotina da criança, entre elas o autocuidado e atividades diárias. Essas alterações no controle motor podem infligir consequências ao sistema muscular e esquelético, causando encurtamentos musculares, contraturas e deformidades das articulações e até prejudicar o bom funcionamento do sistema respiratório.[21]

No campo da disfagia, Botelho *et al.* (2016)[22] descrevem sua presença nos primeiros meses de vida das crianças portadoras da SCZV. Oliveira *et al.* (2020)[23], que compararam crianças com infecção pelo ZV com e sem microcefalia, apontam que sua presença é 13 vezes maior em crianças com microcefalia por ZIKV do que nas expostas ao vírus, sem microcefalia. O número de infecções respiratórias, que muitas vezes acarreta hospitalização, também se faz maior neste grupo.

As dificuldades nas crianças com microcefalia observadas podem estar associadas a disfunções da fase oral da deglutição, como escape de alimento pela boca e estase alimentar oral. Também podem estar relacionadas à fase faríngea como ausculta cervical anormal, tosse, engasgo, redução da elevação laríngea e faringe anormal tempo de trânsito. Foram encontrados graus leve, moderado e severo, sendo necessário em alguns casos uso de via alternativa de alimentação. Quanto ao sistema estomatognático, apresentam maior prevalência de deficiências na postura de repouso, tônus e protrusão de lábios e língua, indicando hipotonia orofacial, aumento do tônus da bochecha e palato duro ogival.[23]

No que se refere à comunicação, apresentam atraso no desenvolvimento da linguagem receptiva, expressiva e alterações de fala.[24]

Ainda há poucos dados sobre os achados fonoaudiológicos em crianças com microcefalia secundária a SZ. Os estudos poderão permear os cuidados, em paliação ou não, com as crianças e suas famílias.

ATUAÇÃO FONOAUDIOLÓGICA PALIATIVISTA NA SCZV E AS MULTIDIMENSÕES DO CUIDADO

A abordagem paliativa compreende cuidados ativos e totais ao paciente cuja doença não responde mais às propostas modificadoras da doença. Trata-se de uma abordagem de cuidado diferenciada que visa melhorar a qualidade de vida do paciente e seus familiares, por meio da adequada avaliação e tratamento para promoção de conforto, além de proporcionar suporte psicossocial e espiritual.[25,26]

São cuidados indicados a pacientes com doenças graves, progressivas e fora de possibilidades de cura ou que ameacem a continuidade da vida, e, o ideal é que tenham acesso a abordagem paliativista desde o recebimento de seu diagnóstico.

Quando estudamos sobre possibilidades terapêuticas de manutenção de conforto e dignidade da vida, atentamos-nos para os quadros neurológicos de longa duração; cuidar de pacientes graves, com doenças irreversíveis e progressivas já se configura um desafio diário na prática dos Cuidados Paliativos. Entretanto, cuidar de pacientes com doenças graves, incuráveis, com condições de dependência irreversíveis, mas que apresentam progressão lenta e imprevisível ainda é o maior desafio de qualquer profissional da área da saúde.[27]

Os pacientes com diagnósticos neurológicos apresentam sofrimentos físicos, emocionais, familiares, sociais e espirituais e o lugar dos Cuidados Paliativos nesses pacientes está sendo progressivamente reconhecido.[28,29]

A análise multidimensional, nos cuidados paliativos, demonstra a grande variedade e possibilidades terapêuticas que um paciente dentro desse tipo de cuidado se beneficia. Dentro do princípio de promoção de conforto e suporte psicossocial, alocam-se funções que, muitas vezes, podem ser reabilitadas ou potencializadas até mesmo em pacientes com diagnósticos de doenças ameaçadoras da vida. É o caso das crianças com síndrome congênita do Zika vírus (SCZV) que é caracterizada por um conjunto de sinais e sintomas que variam de alterações físicas a desordens neurológicas já citadas anteriormente.[30,31]

O paciente com ZIKV necessita de um olhar integrado, multidimensional e interdisciplinar; o profissional fonoaudiólogo tem papel crucial no processo de cuidado dessas crianças, tanto pela ótica reabilitadora, como pela paliativista.[32]

Debruçando-se sob a análise multidimensional do paciente e seu contexto, o fonoaudiólogo e a equipe multiprofissional delimitarão as metas a serem alcançadas em cada caso, sejam metas de contexto familiar, psíquico, questões físicas e até espirituais. Daí a importância do nosso papel no processo de escuta, o que podemos oferecer, além da técnica, ao paciente e à família em sofrimento.[33,34]

Assim, a comunicação (terapeuta-família) pode ser compreendida como uma técnica de trocas e de compreensão de mensagens, emitidas e recebidas, mediante as quais as pessoas se percebem e partilham o significado de ideias, pensamentos e propósitos. É a partir dessa partilha, que surgem as possibilidades de cuidado.[26]

Os pacientes com síndrome congênita do Zika vírus têm sido casos desafiadores para a Fonoaudiologia. Partindo do pressuposto princípio de promoção de conforto, elabora-se um plano de cuidado fonoterapêutico com foco em implementação de via alimentar mais segura e eficaz, redução de risco de broncoaspiração, estímulo à deglutição, dieta de conforto (em alguns casos), estimulação às habilidades comunicativas, adequação de tonicidade de musculatura orofacial, estimulação sensitiva global, entre outras propostas que cada quadro demanda.[35-37]

São propostas muitas vezes utilizadas no ambiente de reabilitação, mas nestes casos, serão aplicadas sob a ótica paliativista de promoção de conforto, prazer e qualidade de vida, respeitando as limitações do paciente e incluindo a família no processo terapêutico.

Isto posto, a criança com SCZV e sua família precisam ser acolhidas de maneira integral e multidisciplinar, sendo o fonoaudiólogo responsável pela promoção de conforto a nível de sistema estomatognático e pela busca de alternativas de possibilidades de comunicação e interação da criança em seu contexto, mesmo diante das limitações.[30,35]

O processo de atuação deve ser individualizado e vinculado a um plano de cuidado que promova o conforto, respeite os desejos e fragilidades do paciente e dos familiares, de forma tranquila, segura e consensual, juntamente com a equipe interdisciplinar.[26,37,38]

REFERÊNCIAS BIBLIOGRÁFICAS

1. Marinho F, et al. Microcefalia no Brasil: prevalência e caracterização dos casos a partir do Sistema de Informações sobre Nascidos Vivos (Sinasc), 2000-2015. Epidemiologia e Serviços de Saúde. 2016;25(4):701-712.
2. Araújo TVB, et al. Association between Zika virus infection and microcephaly in Brazil, January to May, 2016: preliminary report of a case-control study. thelancet.com/infection. Vol. 16 December, 2016.
3. Duffy MR, et al. Zika virus outbreak on Yap Island, Federated States of Micronesia. N Engl J Med. 2009;360:2536-2543.
4. Musso D. Zika Virus transmission from French Polynesia to Brasil. Emerg Infect Dis. Oct 2015;21(10):1887.
5. Albuquerque MFPM, et al. Epidemia de microcefalia e vírus Zika: a construção do conhecimento em epidemiologia. Cad Saúde Pública, 2018;34(P):e00069018.
6. Souza WV, et al. Microcefalia no Estado de Pernambuco, Brasil: características epidemiológicas e avaliação da acurácia diagnóstica dos pontos de corte adotados para notificação de caso. Cad Saúde Pública, Rio de Janeiro. Abr. 2016;32(4):e00017216.

7. Fenton TR, Kim JH. A systematic review and metaanalysis to revise the Fenton growth chart for preterm infants. BMC Pediatrics, 2013;13:59.
8. Villar J, et al. International standards for newborn weight, length, and head circumference by gestational age and sex: the Newborn CrossSectional Study of the INTERGROWTH-21st Project. Lancet, 2014;384:857-68.
9. Secretaria de Vigilância em Saúde | Ministério da Saúde. Volume 50 | Mar, 2019. https://portalarquivos2.saude.gov.br/images/pdf/2019/marco/22/2019-001.pdf. Acesso em: 14 out 20
10. Vargas A, et al. Características dos primeiros casos de microcefalia possivelmente relacionados ao vírus Zika notificados na Região Metropolitana de Recife, Pernambuco. Epidemiologia e Serviços de Saúde, Out. 2016;25(4):691-700.
11. Brasil. Ministério da Saúde investiga 4.293 casos de microcefalia no Brasil. 2016a. Acesso em 28 de set. 2020. Disponível em: <http://www.brasil.gov.br/saude/2016/03/ministerio-da-saude-investiga-4-293-casos-de-microcefalia-no-brasil>.
12. Frota LMCP. Crianças com Síndrome Congênita do Zika Vírus, aos 24 Meses de Idade: Comorbidades, desenvolvimento motor grosso e percepção de mães e profissionais sobre a reabilitação, 2019. 112 p. Tese (Doutorado Interinstitucional em Ciências da Reabilitação) - Escola de Educação Física, Fisioterapia e Terapia Ocupacional, Universidade Federal de Minas Gerais, Belo Horizonte, 2019.
13. Arroyo HA. Microcefalia. Medicina, Buenos Aires, 2018;78(2):94-100.
14. Teixeira GA, et al. Análise do conceito síndrome congênita pelo Zika vírus. Ciência e saúde Coletiva, Rio de Janeiro, 2020;45(2):567-574.
15. Pessoa A, et al. Motor Abnormalities and Epilepsy in Infants and Children With Evidence of Congenital Zika Virus Infection. Pediatrics, Washington, 2018;142(2):167-179.
16. Lima SS. Perfil de crianças com Síndrome Congênita por Vírus Zika em um hospital de referência de Mato Grosso, de 2015 a 2017. 2018. 92 p. Dissertação (Mestrado em Saúde Coletiva). – Instituto de saúde Coletiva, Universidade Federal do Mato Grosso, Cuiabá; 2018.
17. Ferreira JLP, Freitas VKP, Barbosa LNF. Avaliação do Desenvolvimento Neuropsicomotor de Bebês Nascidos com Microcefalia Relacionada ao Vírus Zika, 2017. 54 p. Trabalho de Conclusão de Curso (Graduação em Psicologia) – Faculdade Pernambucana de Saúde, Recife, 2017.
18. Camargo A, et al. Contribuições da fisioterapia na inclusão escolar de crianças com disfunção neuromotora. São Paulo: Pleiade; 2019. p. 1-20.
19. Avelino MOA, Ferraz PCS. Análise do desenvolvimento neuropsicomotor em crianças com síndrome pós–zika vírus: um estudo transversal. Rev Pesq Fisio. Salvador, 2108;8(2):147-154.
20. Brasil. Zika: abordagem Clínica na Atenção Básica. Mato Grosso do Sul: Ministério da Saúde. 2016b. 72p. Acesso em 28 de set. 2020. Disponível em: <http://production.latec.ufms.br/modulos/zika/res/livro.pdf>.
21. COFFITO. Diagnóstico: Microcefalia. E agora? 2016. Acesso em 28 de set. 2020. Disponível em: < https://coffito.gov.br/nsite/wp-content/uploads/comunicao/materialDownload/CartilhaMicrocefalia_Final.pdf>
22. Botelho ACG, et al. Infecção congênita presumível por Zika vírus: achados do desenvolvimento neuropsicomotor – relato de casos. Rev Bras Saúde Matern Infant. Recife, Nov. 2016. p. 545-550.

23. Oliveira DMS, et al. Comparison of Oropharyngeal Dysphagia in Brazilian Children with Prenatal Exposure to Zika Virus, With and Without Microcephaly. Alemanha: Springer; 2020. p. 1-12.
24. Nielsen-Saines K, et al. Delayed childhood neurodevelopment and neurosensory alterations in the second year of life in a prospective cohort of ZIKV- exposed children. Nature Medicine, Reino Unido, Ago. 2019;25:1213-1217.
25. Araújo MMT. Quando "uma palavra de carinho conforta mais que um medicamento": necessidades e expectativas de pacientes sob cuidados paliativos. Tese de Doutorado. Escola de Enfermagem, Universidade de São Paulo, São Paulo; 2006.
26. Matsumoto DY. Cuidados Paliativos: conceito, fundamentos e princípios. In: Carvalho RT, Parsons HA. (Org.) Manual de Cuidados Paliativos. São Paulo: Academia Nacional de Cuidados Paliativos (ANCP), 2012. p. 23-30.
27. Arantes ACQ. Indicações de Cuidados Paliativos. In: Carvalho RT, Parsons HA. (Org.) Manual de Cuidados Paliativos. São Paulo: Academia Nacional de Cuidados Paliativos (ANCP); 2012. p. 56-72.
28. Leigh N, et al. The management of motor neurone disease. J Neurol Neurosurg. Londres. 2003;74(4):32-47.
29. O'Brien T, et al. Motor neurone disease: a hospice perspective. BMJ. 1992;304:471-3.
30. Oliveira PS, et al. Experiências de Pais de Crianças Nascidas com Microcefalia. Cad Saúde Pública, São Luís- MA, Nov. 2019;35(12).
31. Secretaria de Vigilância em Saúde, Ministério da Saúde. Protocolo de vigilância e resposta à ocorrência de microcefalia. Brasília: Ministério da Saúde, 2016. Disponível em: https://www.gov.br/saude/pt-br. Acesso em: 14 out 20.
32. Hasue RH, et al. A síndrome congênita do vírus Zika: importância da abordagem multiprofissional. Pesqui Fisioter. Jan./Mar. 2017;24(1).
33. Andrade CG, et al. Cuidados paliativos: a comunicação como estratégia de cuidado para o paciente em fase terminal. Ciênc Saúde coletiva. João Pessoa 2013;18(9):2523-2530.
34. Abrão L, Almeida G. Tornar-se terapeuta: exercícios de presença e escuta. Uberlândia, MG: Nosso gabinete, 2020. p. 9-13. vol. 01.
35. Santana PPC, et al. Speech therapy practice to patients in palliative care: an integrative review. Research Society and Development, Rio de Janeiro, 2020;9(8).
36. Calheiros A, Albuquerque C. A vivência da fonoaudiologia na equipe de cuidados paliativos de um Hospital Universitário do Rio de Janeiro. Revista do Hospital Universitário Pedro Ernesto, Rio de Janeiro, Jun. 2012;11(2):94-98.
37. Pinto AC. Atuação fonoaudiológica nos cuidados paliativos. In: Carvalho RT, Parsons HA. (Org.) Manual de Cuidados Paliativos. São Paulo: Academia Nacional de Cuidados Paliativos (ANCP), p. 358-60, 2012.
38. Carvalho RT, Taquemori LY. Nutrição e Hidratação. In: Cuidado Paliativo. São Paulo. Cremesp; 2008. p. 221-57.

ATIVIDADES SIGNIFICATIVAS E MEDIDAS DE CONFORTO EM CUIDADOS PALIATIVOS

CAPÍTULO 8

Camilla Thalya da Silva Batista ▪ Jessica Mayara Santos Alves
Thaís de Siqueira Manta

ATIVIDADES SIGNIFICATIVAS

Pacientes em cuidados paliativos com doenças de origem oncológicas, neurodegenerativas, cardiorrespiratórias, cardiovasculares entre outras, podem vivenciar a perda do sentido da vida, independência e de sua autonomia, devido ao seu processo de adoecimento e de sofrimento psicossocial, físico e espiritual.

Para que se alcance um cuidado integral, são necessários inúmeros fatores, sendo essencial a presença da equipe interdisciplinar, que é responsável em atender e entender as complexas demandas dos pacientes em cuidados paliativos. Esta equipe deve ofertar cuidado, garantir a manutenção da dignidade no decorrer da doença, na finitude e no período de luto,[1,2] bem como preservar a funcionalidade e autonomia, ressignificando as atividades desenvolvidas antes do processo de adoecimento.

Atividades significativas são intervenções que buscam retomar as atividades importantes para o paciente que estão perdidas devido ao processo de adoecimento e de hospitalização. Sendo assim ela surge como uma das estratégias utilizadas no sofrimento do paciente podendo resgatar a autonomia, a dignidade e a autoestima, promovendo o controle de sintomas e melhora da qualidade de vida. A realização destas atividades pode proporcionar emoções, estimular potenciais, ressignificar desejos e resgatar espiritualidade. O planejamento e execução das atividades podem ser desenvolvidas por qualquer profissional de saúde.

Para a realização da atividade significativa é importante que exista uma boa comunicação entre os profissionais, pacientes e cuidadores, tornando o momento efetivo e significativo. Ressalta-se que a atividade deve ser imposta pelo paciente, sempre obedecendo ao princípio da autonomia.

Alguns fatores devem ser considerados antes da realização das atividades significativas como: o quadro clínico do paciente, espaço físico, recursos financeiros, viabilidade dos serviços, disponibilidade dos profissionais de saúde e materiais.

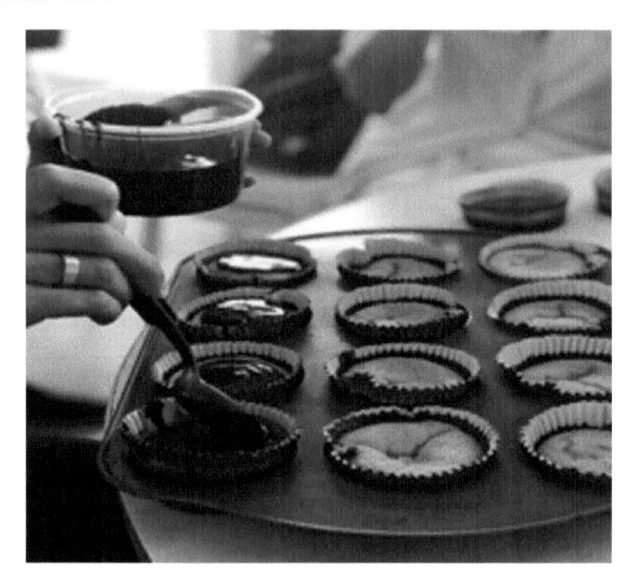

As atividades significativas mais solicitadas pelos pacientes em cuidados paliativos são as atividades instrumentais da vida diária (AIVD), tais como pintar, costurar, limpar entre outros. As AIVDs, como cozinhar, são vistas como um resgate aos momentos vivenciados pelo paciente, que desperta emoções e sensações que retornam a sua essência.

Cada indivíduo irá interpretar a atividade de formas diferentes, por isso é essencial que haja motivação e interesse do paciente por aquilo que está sendo proposto, a fim de que o objetivo seja alcançado de forma satisfatória, trazendo alívio ao sofrimento causado pelo processo de adoecimento e hospitalização.

À vista disso, é importante que os profissionais estejam qualificados para disponibilizar apoio especializado e estruturado aos pacientes em cuidados paliativos e seus familiares, procurando compreender profundamente o impacto produzido pela doença.

MEDIDAS DE CONFORTO

Pacientes com doenças que ameaçam a vida podem enfrentar muitos questionamentos e sentimentos como angústia, conflitos, medos, dúvidas e emoções, tornando-se necessário diminuir o sofrimento e desconforto do paciente e seus familiares através do controle de sintomas e apoio psicoemocional.[3]

A equipe interdisciplinar é indispensável para a promoção de cuidado e será responsável em promover dignidade através de condutas farmacológicas e não farmacológicas.[3] Sendo assim, as medidas de conforto em cuidados paliativos visam o controle de sintomas, alívio e bem-estar ao paciente, como também o suporte aos familiares e cuidadores.[4]

De maneira geral, no Quadro 8-1 listam-se as principais medidas de conforto.

Quadro 8-1. Principais Medidas de Conforto para Pacientes em Cuidados Paliativos

Medidas de conforto	
Cuidados com a boca	▪ Inspeção de mucosa e dentes ▪ Hidratação da mucosa ▪ Orientações para prevenção de agravos (cuidados com higiene oral, adaptação da prótese dentária, entre outros)
Higiene oral	▪ Assepsia de cavidade oral (uso de creme dental e/ou enxaguantes bucais) ▪ Orientações para higiene adequada (limpeza dos dentes, língua, palato, gengivas e bochechas)
Higiene corporal	▪ Tricotomia de cabelos, barba e unhas ▪ Assepsia corporal ▪ Limpeza do leito/cama e do vestuário
Cuidados com a pele	▪ Inspeção diária da pele ▪ Higiene corporal ▪ Ingesta hídrica ▪ Hidratação da pele ▪ Exposição solar
Prevenção de lesão por pressão	▪ Alívio de pontos de apoio corporal ▪ Mudança periódica de decúbito (a cada duas horas) ▪ Evitar materiais que aquecem a pele ▪ Hidratação da pele ▪ Controlar a umidade da pele ▪ Orientações sobre uso e confecção de dispositivos: superfícies de suporte para posicionamento, órteses de proteção, travesseiros e colchão pneumático
Posicionamento no leito	▪ Organização de decúbito e segmentos corpóreos ▪ Elevação de decúbito (> 45º)
Dieta de conforto	▪ Alimentação por via oral (verificar consistência, estado de alerta do paciente e aceitação/interesse pelos alimentos e líquidos) ▪ Sugerir alimentos da preferência do paciente ▪ Ofertar quando solicitado, respeitando o volume aceito pelo paciente

(Continua.)

Quadro 8-1. *(Cont.)* Principais Medidas de Conforto para Pacientes em Cuidados Paliativos

Medidas de conforto	
Atividades significativas	▪ Levantamento de interesses, desejos, execução de atividade
Medicação	▪ Atuação médica ▪ Avaliação diária das medicações ▪ Conhecimento básico da equipe multidisciplinar
Adequações ambientais	▪ Modulação de fatores externos: som, luminosidade, disposição de objetos no ambiente, materiais disponíveis, presença de condições estressantes, ausência ou presença de indivíduos
Eliminações fisiológicas	▪ Orientações para utilização do banheiro e ou uso de fraldas; ▪ Verificar periodicamente diurese e evacuações
Espiritualidade	▪ Presença de líderes espirituais ▪ Promover e realizar rituais significativos ▪ Promover passeio terapêutico a igrejas, templos, centros, entre outros

REFERÊNCIAS BIBLIOGRÁFICAS

1. Matsumoto DY. Cuidados Paliativos: conceito, fundamentos e princípios. In: Academia Nacional de Cuidados Paliativos. Manual de Cuidados Paliativos. Rio de Janeiro: Diagraphic; 2009.
2. Maiello APMV, Coelho FP, Messias AA, et al. Cuidados Paliativos: Um panorama. In: D'Alessandro MPS, Pires CT, Forte DN, et al. Manual de Cuidados Paliativos. São Paulo: Hospital Sírio Libanês; Ministério da Saúde; 2020.
3. Kira CM. Assistência as últimas horas de vida. In: Carvalho RT, et al. Manual da residência de cuidados paliativos- abordagem multidisciplinar. Barueri, SP: Manole; 2018. p. 977-993.
4. Américo AFQ. As últimas 48h de vida. In: Academia Nacional de Cuidados Paliativos. Manual de Cuidados Paliativos. Rio de Janeiro: Diagraphic; 2009.

CUIDADOS PALIATIVOS E LINGUAGEM

Ariella Fornachari Ribeiro Belan

INTRODUÇÃO

O termo Cuidado Paliativo (CP) refere-se à assistência integral oferecida para pacientes e familiares, quando estes estão diante de uma doença grave, auxiliando no enfrentamento dos problemas relacionados às doenças, prevenindo e aliviando o sofrimento por meio da identificação o mais rápido possível, avaliação completa e direcionada, bem como tratamento da dor, problemas físicos, emocionais e espirituais.[1,2]

Até pouco tempo, esse termo era utilizado de modo mais restrito a pessoas com doenças que culminavam no fim da vida. Entretanto, esse conceito foi revisitado e, atualmente, diversas pessoas, com patologias diferentes podem se beneficiar deste cuidado: pessoas com doenças cardíacas, oncológicas, pulmonares, neurológicas, metabólicas e demais condições médicas, sejam elas em fase final da vida ou não. Logo, este tratamento pode ser aplicado tanto em pessoas com doenças graves e/ou incuráveis ou doenças curáveis, em que tanto paciente quanto família precisam aprender a administrar uma nova rotina de cuidados médicos e aprender a viver uma nova vida, com possíveis limitações, que podem mudar suas perspectivas e expectativas.

O CP, portanto, abrange o diagnóstico, a avaliação e o tratamento. Deve ser multiprofissional e deve contemplar todas as dimensões que impactam na qualidade de vida das pessoas: física, emocional, social, familiar e espiritual.[3]

Gómez e Connor (2017)[4] apontaram que menos de 14% da população mundial tem acesso aos CP ao final da vida, mesmo já tendo sido comprovada a sua eficácia hiper-reflexia na abordagem de pacientes e famílias e sua eficiência na prestação do cuidado.

A despeito desses dados, é recomendado que tão logo a pessoa receba um diagnóstico médico, os cuidados paliativos sejam iniciados, de modo que todos os recursos possam ser utilizados como amplo suporte à qualidade de vida do paciente e de sua família, para que acessem o momento vivenciado com sentido, conforto, valor e significado.[5]

FONOAUDIOLOGIA E CUIDADOS PALIATIVOS

O fonoaudiólogo é o profissional da saúde que atua com a comunicação humana em todas as suas vertentes (linguagem oral, linguagem escrita, fala, audição, voz, respiração, mastigação e deglutição) e em todas as fases da vida.

Tendo em vista que, os cuidados paliativos, antes exclusivos da área oncológica, e que atualmente também se aplicam à pediatria, gerontologia e neurologia, o fonoaudiólogo deve ser um membro importante da equipe, responsabilizando-se não só pela avaliação, adaptação e otimização da função da deglutição, mas também possibilitando a comunicação deste paciente com seus pares, com sua família, com a equipe que o atende, auxiliando-o para que seus desejos e necessidades sejam compreendidos e respeitados.[6,7]

Pesquisadores evidenciaram que 34,2% dos pacientes em cuidados paliativos afirmaram ter muita dificuldade para se comunicar.[8]

Adicionalmente, algumas doenças envolvem uma dificuldade significativa na comunicação que pode, inclusive, se estender por toda a vida e, nesses casos, o fonoaudiólogo tem atuação intensiva.

Essa atuação, por sua vez, pode ser simultaneamente "curativa" e paliativa e os tratamentos serem complementares entre si, pois com um melhor controle dos sintomas e/ou manifestações, o paciente e sua família podem passar pelo tempo de tratamento curativo de maneira mais efetiva. O que ocorre, em geral, é que à medida que a doença apresenta progressão, percebe-se uma maior necessidade dos CP.

Para exemplificar estes dois pontos principais, no que tange à comunicação, vejamos o seguinte exemplo:

Paciente com diagnóstico de acidente vascular cerebral (AVC) e comprometimento grave de expressão oral é encaminhado ao fonoaudiólogo para minimizar os déficits comunicativos.

Quais seriam os possíveis procedimentos do fonoaudiólogo neste caso?

1. Ao receber este paciente, podemos propor uma terapia que vise adequar as habilidades comunicativas que estão deficitárias.
2. Entretanto, o processo de reabilitação pode ser mais demorado que o esperado e o paciente continua sem comunicação alguma; Neste caso, podemos propor um meio de comunicação alternativa para que esse paciente não deixe de expressar seus desejos e necessidade, enquanto o processo de reabilitação continua seguindo.
3. Em uma terceira hipótese, em que o comprometimento de fala e linguagem continuam muito proeminentes, a despeito do processo de reabilitação, surge a necessidade de implementar as abordagens de contorno do déficit, com implementação da comunicação alternativa de modo permanente e

orientação e participação ativa da família em todo esse processo, pois um novo meio de comunicação será implementado a todos.

Em todas as situações, a atuação profissional deve ser sempre baseada em evidências científicas e na ética, avaliando a possibilidade de realizar determinados procedimentos que atendam às demandas fonoaudiológicas dos pacientes.[9] O fonoaudiólogo, portanto, como membro atuante e importante nesta equipe paliativa, proporciona ao paciente maior possibilidade de interação com familiares por meio da comunicação e da manutenção do convívio social.[2]

Finalmente, porém, não menos importante, sabendo que a comunicação é um componente essencial do cuidado, o emprego adequado de técnicas e estratégias de comunicação interpessoal é uma medida terapêutica comprovadamente eficaz, que permite ao paciente compartilhar seus medos, dúvidas e sofrimento, contribuindo para a diminuição do estresse psicológico e garantindo a manifestação de sua autonomia.[10]

Consequentemente, é essencial que os profissionais da saúde estabeleçam um relacionamento interpessoal adequado com o paciente para que se compreendam suas vivências e, assim, a assistência possa ser desenvolvida em toda a sua plenitude, tendo por base os CP.[11]

CUIDADOS PALIATIVOS EM NEUROGERIATRIA

Os dados demográficos atuais indicam que em 2050 o número de idosos terá duplicado e que, em 2060, o Brasil contará com aproximadamente 73 milhões de idosos.[12]

Esse aumento da expectativa de vida traz consigo um crescimento das doenças associadas ao envelhecimento. À medida que o manejo de tais doenças torna-se mais difícil e que os tratamentos curativos muitas vezes não trazem os resultados esperados para família e paciente, o CP traz uma possibilidade de atendimento, com ênfase na qualidade de vida e cuidados aos pacientes, por meio de assistência interdisciplinar, e da abordagem aos familiares que compartilham deste processo e do momento final da vida.[3]

Sabe-se que muitas doenças neurológicas são incuráveis e implacavelmente reduzem a expectativa de vida. Tais pacientes apresentam diversos sintomas, como dor, depressão, fadiga, câimbras, distúrbios do sono, urgência urinária, constipação, distúrbios de comunicação, crises convulsivas, alterações comportamentais e cognitivas.[13] Dessa forma, modelos tradicionais de cuidados paliativos (como os empregados em oncologia, por exemplo) não suprem as necessidades dos pacientes e famílias que lidam com diagnósticos neurológicos.[14]

Adicionalmente, os efeitos dos medicamentos, fadiga e fraqueza generalizada também podem causar dificuldades respiratórias, afetar a mobilidade da musculatura responsável pela fala e alterar a capacidade de memória, atenção, acesso e utilização lexical das palavras.[8]

O fonoaudiólogo, portanto, deve estar presente junto a equipe de CP, com o objetivo de propor estratégias que facilitem a comunicação, seja por meio de uma terapia direta com o paciente, do treino de facilitadores de comunicação com a família e cuidadores, e ainda da utilização de meios alternativos como forma de comunicação.

Vejamos nesta seção algumas das principais patologias que acometem o sistema nervoso central e que, de alguma forma, trazem prejuízos comunicativos (linguagem e/ou cognição) significativos para o paciente, levando a mudanças bruscas em sua qualidade de vida.

Acidente Vascular Encefálico

De acordo com a Sociedade Brasileira de Doenças Cerebrovasculares, o acidente vascular cerebral (AVC) ou encefálico (AVE) é uma das doenças que mais mata no Brasil e a que mais causa incapacidade no mundo: cerca de 70% das pessoas que sofrem um AVE não retornam ao trabalho e 50% ficam dependentes de outras pessoas no dia a dia.

O AVE acontece quando o suprimento de sangue que vai para o cérebro é interrompido ou drasticamente reduzido, privando as células de oxigênio e de nutrientes. Ou, então, quando um vaso sanguíneo se rompe, causando uma hemorragia cerebral. Entre as causas dessas ocorrências, estão a malformação arterial cerebral (aneurisma), hipertensão arterial, cardiopatia, tromboembolia (bloqueio da artéria pulmonar).

Seja de qualquer tipo, o AVE traz uma mudança abrupta de estilo de vida. Em suas diversas formas de apresentação, pode haver comprometimento grave da linguagem, do nível de consciência e até do grau de percepção da própria doença e incapacidade (anosognosia), e ainda motor, levando a uma dependência completa para executar as atividades de vida diária (AVDs).[14]

Assim, todos os doentes em quem o evento neurológico agudo comprometa significativamente o seu estado funcional e que verão diminuídas a sua qualidade e esperança de vida devem ter acesso inequívoco a CP.[15] Tais cuidados devem começar no momento do diagnóstico de qualquer evento neurológico agudo severo, ameaçador à vida ou que, previsivelmente, leve à redução da qualidade de vida, perda de independência, sintomas secundários e progressão de comorbidades crônicas conhecidas, mesmo que alguma reversibilidade seja possível.[16]

No que tange à comunicação, a principal alteração decorrente de um AVC é a AFASIA. O estudo de Cipriano (2018)[17] mostrou que numa amostra de pacientes acometidos por AVE, 91,2% apresentaram um quadro de **afasia**.

A afasia é o prejuízo de formulação e compreensão de linguagem (oral e gráfica), decorrente de uma lesão em uma região específica do cérebro,[18] que pode acometer um ou vários componentes linguísticos e também pode vir acompanhado de outros comprometimentos cognitivos (memória, atenção, percepção, praxias etc.).[19] Dependendo da extensão da lesão, tem um impacto psicossocial elevado na vida do sujeito acometido e pode trazer isolamento social, alterações de humor, depressão, entre outros, pois em alguns casos, pode haver ausência completa de comunicação, seja por uma dificuldade em compreender o outro ou por falhas em expressar suas necessidades, até mesmo com simples palavras.

Cabe ao fonoaudiólogo receber e acolher esse paciente e sua família, avaliar todos os processos comunicativos, fazer um levantamento dos déficits de linguagem e cognição (quando ocorrem) e estabelecer, junto aos mesmos, o melhor plano terapêutico, individualizado, que contemple suas necessidades. Além disso, o fonoaudiólogo deve-se comunicar com a equipe que assiste o paciente, de modo a orientar sobre as melhores estratégias de comunicação que devem sem implementadas e maneiras adequadas de estimular a fala e linguagem deste paciente em todos os ambientes.

Por fim, as medidas paliativas e decisões de fim de vida são cada vez mais reconhecidas como parte crucial na abordagem atual do AVE.[17] No que diz respeito ao controle sintomático, deve-se levar em consideração que sintomas psicoemocionais estão presentes em todos os doentes (mesmo naqueles com incapacidade física mínima).[20] E ainda mais, um mau controle dos sintomas e manifestações compromete a recuperação, a qualidade de vida e a sobrevida, sendo este controle deficitário ainda mais frequente em pacientes com limitações na comunicação.[21]

A maioria dos pacientes fica incapaz de se comunicar, quer devido ao envolvimento da área da linguagem, quer devido à alteração do estado de consciência, o que pode tornar difícil a avaliação de alguns sintomas, sendo necessárias ferramentas validadas para identificar as verdadeiras necessidades. Assim, atender às necessidades de cuidados paliativos dos pacientes e familiares durante o curso da doença pode complementar as práticas existentes e melhorar a qualidade de vida dos pacientes com AVC, suas famílias e seus prestadores de cuidados.[20]

Doença de Parkinson

A doença de Parkinson (DP) é uma doença progressiva que afeta principalmente o cérebro, sendo caracterizada por tremores, dificuldade para se movimentar e prejuízos na coordenação motora. A doença se deve à degeneração das células situadas em uma região do cérebro chamada substância negra. Essas células produzem a dopamina e a falta ou a diminuição dessa substância afeta os movimentos provocando os sintomas acima descritos.[22,23] Trata-se, portanto, de patologia crônica do sistema neurológico, ainda sem cura e imprevisível. Considera-se um dos principais distúrbios nervosos na terceira idade.[24]

Os sintomas costumam ser mais suaves no início, incluindo: tremores, lentidão dos movimentos e rigidez muscular; com o avançar da doença, o paciente pode apresentar alterações importantes na postura corporal e marcha, dificuldade para falar e engolir, perda da motricidade fina e, ainda, confusão mental e demência.[22,23]

Como a DP também é uma doença ainda incurável, o tratamento inteiramente paliativo, focado em controlar sintomas e dar suporte ao paciente e seus familiares, ajudando-os e orientando-os em cada etapa da doença. Entretanto, cabe ressaltar que, se não for tratada, a doença piora até a pessoa se tornar completamente dependente, pois a DP pode levar à deterioração de todas as funções cerebrais e à morte prematura.

Em relação ao tratamento, a maioria das pessoas responde bem aos medicamentos, contudo, é importante ressaltar que os efeitos colaterais dos medicamentos podem ser graves se não acompanhados por um especialista.[25] Além disso, em geral, ao longo do tempo, os benefícios dos medicamentos frequentemente diminuem ou tornam-se menos consistentes, portanto, é crucial a ação do tratamento não medicamentoso desde o início da doença.[22]

Com relação à produção de fala, o que chama mais atenção é a alteração da qualidade vocal, decorrente da rigidez muscular típica da doença. Outras características, também, muito frequentes, como fala imprecisa, monótona, com pouca entonação e pouca velocidade, além de alterações na respiração, articulação e ressonância. Esse conjunto de manifestações são características do que chamamos de **disartria**. A disartria pode ser definida como um distúrbio neurológico que acomete as bases motoras da produção da fala.[26] Somado a essas manifestações, o paciente também pode apresentar redução da expressão facial, o que acaba dificultando ainda mais a compreensão da mensagem por parte de quem a ouve.

Nestes casos, a terapia fonoaudiológica contribui para a produção de uma voz "mais forte" e "mais clara", uma fala mais compreensível e uma expressão facial mais compatível com as emoções que o paciente deseja comunicar.

Em relação à linguagem, estudos mostram que pacientes com DP apresentam alterações no processamento de frases,[27] geração de verbos[28] e compreensão de sentenças.[29] Além disso, dificuldades pragmáticas afetam as habilidades para entender significados metafóricos, inferências[30] e ironia.[31]

Diante da doença instalada, a busca por melhorias na qualidade de vida deve ser constante. Por isso, é fundamental que se tenha atenção aos primeiros sintomas da doença, pois a detecção e o tratamento precoces farão toda a diferença na evolução favorável do quadro.

Para todas as alterações, existem avaliações precoces e tratamentos na fonoaudiologia disponíveis para minimizar seus sintomas e melhorar a qualidade de vida dos pacientes.

Além disso, as orientações sobre como lidar com os pacientes no dia a dia são muito importantes, pois o convívio maior é com cuidadores e familiares.

Esclerose Lateral Amiotrófica

A esclerose lateral amiotrófica (ELA) é uma doença neuromuscular, progressiva e incurável, em que ocorre a degeneração dos neurônios motores presentes na região cerebral e na medula espinhal, impedindo de acontecer adequadamente a contração muscular e, assim, diminuindo a sua capacidade funcional acarretando fraqueza muscular generalizada.[32]

As manifestações principais da ELA são: fraqueza progressiva de membros superiores e/ou inferiores; dificuldade progressiva em andar; dificuldade de fala progressiva, com alterações vocais, articulatórias, respiratórias; alterações no processo de deglutição; fraqueza progressiva para controle de cabeça, pescoço e tronco. Com o avançar da doença, os músculos vão ficando cada vez mais fracos e há uma atrofia muscular global, avançando para dificuldades graves para engolir, mastigar, e até respirar.[33]

Apesar de todo este comprometimento muscular e de força dos membros e músculos, a ELA não costuma afetar o raciocínio e a inteligência. Entretanto, isso não significa que a doença não possa trazer danos a algumas habilidades de linguagem e cognição.[34]

Pessoas com ELA podem apresentar dificuldades de articulação e déficits de processamento sintático (simplificação sintática e dificuldade de compreensão de frases sintaticamente complexas).[35] Deficiências semânticas e pragmáticas também são comuns. Os pacientes podem apresentar dificuldade de encontrar palavras, déficits de fluência verbal, nomeação e compreensão de uma única palavra.[36] A deficiência pragmática é atestada pelo fracasso dos pacientes com ELA em manter um tópico conversacional, fornecer a quantidade adequada de informações e elementos salientes, e para recordar informações não explícitas e não literais.[37]

Apesar de ser uma doença incurável, a ELA deve ser tratada e controlada, com seus sintomas amenizados, de diferentes formas dependendo do grau em que o paciente está na doença. Portanto, o tratamento é paliativo desde o início da doença.

A avaliação e o tratamento demandam acompanhamento de uma equipe interdisciplinar, sendo que entre os profissionais, o fonoaudiólogo atuará nos quadros de **disfagia**, **disfonia** e **disartria**.

No que se refere à comunicação, o fonoaudiólogo poderá utilizar exercícios que favoreçam ao máximo a fonoarticulação e vocalizações, além das intervenções específicas em habilidades linguísticas. Com a evolução da doença, pode haver a indicação de um recurso de comunicação suplementar e alternativa (CSA), na tentativa de manter a troca de comunicações na relação equipe-paciente-família.

De toda forma, o fonoaudiólogo deve auxiliar o paciente a manter o máximo potencial físico, psicológico, social e espiritual, sabendo-se das limitações impostas pela progressão da doença. Como em todas as patologias, a atuação é individualizada. Toda equipe deve estar alinhada de modo que o conforto e os desejos do paciente sejam priorizados e todas as decisões e procedimentos sejam seguras e consensuais.

Síndromes Demenciais

A demência é uma síndrome clínica caracterizada por perda de funções cognitivas e/ou alterações comportamentais, que interfere nas atividades de vida diária causando prejuízo funcional. Embora, a queixa de perda de memória seja a alteração cognitiva mais evidente na maioria das vezes, as alterações de linguagem presentes nos quadros demenciais podem aparecer precocemente, servindo de sinal de alerta e provocando grande impacto na comunicação à medida que a doença evolui.

Existem diferentes formas de demência causadas por uma variedade de doenças, e cada pessoa será afetada de maneira individual.

No Brasil, a prevalência média das demências é de 11,15%, um número superior ao de outras regiões do mundo.[38] O subtipo mais prevalente de demência é a doença de Alzheimer (DA) (70%), seguido das demências vasculares (DV) (20%), da doença por corpúsculos de Lewy (DCL) (5%) e das demências frontotemporais (DFT) (5%).[39]

Apesar desses dados, sabe-se que patologias com maior comprometimento motor também podem evoluir para algum tipo de demência, como a demência da DP. Neste tipo de demência, além dos comprometimentos de linguagem citados anteriormente, há principalmente problemas com atenção sustentada, memória verbal e fluência e o comprometimento da memória geralmente é menos grave do que na doença de Alzheimer (DA). Além disso, pode haver um vocabulário reduzido e dificuldades com frases complexas, distúrbios comportamentais de personalidade e mudanças de humor, às vezes alucinações e delírios, ou apatia, ansiedade e sonolência diurna excessiva.

Na DA, além da principal e maior dificuldade estar relacionada a memória, os distúrbios de linguagem podem estar presentes desde os estágios iniciais e evoluir ao longo do tempo.[40] Estudos demonstram há prejuízo no discurso oral, no conteúdo das informações e na coerência do discurso.[41,42] À medida que a doença progride, há uma piora de todas as funções comunicativas e, na fase final, há grave comprometimento de compreensão e uso restrito de automatismos, repetições e ecolalias durante a produção oral.[43]

Em todas as demências, o diagnóstico geralmente é baseado em sintomas clínicos, histórico médico e exames. Os testes neuropsicológicos que envolvem habilidades de concentração, memória, linguagem e resolução de problemas podem ajudar a avaliar a extensão dos problemas cognitivos.

As informações fornecidas por membros da família ou cuidadores também podem ser úteis para entender como as dificuldades afetam a vida diária.

O tratamento para a demência é complexo. O tratamento não medicamentoso inclui treinamento cognitivo, exercício e intervenções físicas, adaptando o ambiente da pessoa para garantir que não agrave problemas e informações apropriadas para pacientes e seus cuidadores.

A reabilitação cognitiva trabalha estratégias compensatórias, estimulação de áreas não comprometidas, fixação de aprendizagem e conscientização. Quando feita com regularidade e diante dos primeiros sinais de declínio cognitivo, a reabilitação apresenta bons resultados, o que traz conforto e autonomia para o paciente.[44]

Além disso, o fonoaudiólogo, envolvido na reabilitação da linguagem de idosos com demência, precisa entender a importância do cuidador nesse processo, e o quanto a dificuldade de comunicação contribui para a sobrecarga emocional de quem presta assistência a esse paciente.

Finalmente, faz parte também do trabalho do fonoaudiólogo orientar estratégias facilitadoras de comunicação que podem ser úteis tanto para familiares/cuidadores quanto para outros profissionais da saúde que lidam com esse paciente.[45]

Todo esse processo da avaliação ao suporte familiar faz parte do CP com pacientes com síndromes demenciais. Uma vez que, com o passar do tempo, o paciente perde a capacidade de gerenciar sua própria vida, tanto em relação a autonomia quanto a independência, faz parte de toda equipe fornecer suporte e orientações a família, no diagnóstico, tratamento e no luto.

Durante todo processo de reabilitação e tratamento (que se estende por um período muito longo, muitas vezes), todos os profissionais devem estar alinhados e devem ficar atentos às diversas necessidades do paciente ou familiares: como está a alimentação, o humor e comportamento, presença, ausência ou necessidade de cuidador, como estão os sintomas físicos, questões de segurança da casa, ou ainda, problemas de comunicação dentro de uma família.

RESUMO DA ATUAÇÃO FONOAUDIOLÓGICA NAS DESORDENS DE LINGUAGEM EM CUIDADOS PALIATIVOS

Compete ao fonoaudiólogo: oferecer suporte familiar, avaliar o paciente, favorecer a intervenção paciente-família e paciente-equipe, gerenciar e intervir na comunicação e deglutição.

Diversas pesquisas demonstraram que uma comunicação mais assertiva entre paciente e equipe, aumenta a adesão ao tratamento e das condutas tomadas pela equipe.[46,47]

A avaliação fonoaudiológica da linguagem e comunicação nos pacientes em CP tem como objetivos: identificar o funcionamento de todas as habilidades linguísticas necessárias para compreensão e expressão, oral e gráficas, identificar a funcionalidade do paciente, seja em ambiente hospitalar ou domiciliar e determinar se o paciente é funcional do ponto de vista comunicativo, bem como o nível de dependência para comunicação.[48] Diversos instrumentos e/ou testes para esta avaliação podem ser utilizados e o fonoaudiólogo deverá elencar o mais apropriado de acordo com o diagnóstico médico, queixa e perfil do paciente, local de atendimento, etc (para conhecer algumas opções, veja Costa *et al.*, 2018[48]).

Uma vez estabelecidas as necessidades do paciente, o fonoaudiólogo prosseguirá com as orientações e condutas que visem melhorar a funcionalidade da comunicação entre o paciente e seus familiares e paciente e equipe. Tais condutas podem envolver a reabilitação individual, em grupo, grupos de orientação, suporte comunicativo etc.

Adicionalmente, em alguns casos pode ser necessário a indicação de um método de comunicação suplementar e alternativa, uma abordagem utilizada quando o paciente não consegue se comunicar oralmente de modo funcional e, então são propostas outras formas de comunicação, tais quais gestos, pranchas com imagens, pranchas com letras, aplicativos, recursos tecnológicos de rastreamento visual, entre outros.[49,50]

A CSA deve ser preparada e planejada individualmente, levando em consideração as condições, capacidades do paciente e adesão do paciente e deve ser disponibilizada não só ao paciente, como para toda sua rede de apoio, tendo em vista a efetividade e clareza na transmissão da mensagem ao paciente, e entre ele e seus interlocutores.

Seja qualquer meio de intervenção proposto, a decisão deve compartilhada e deliberativa, com o objetivo de manter da qualidade de vida e conforto do paciente, permitindo que seus desejos e anseios sejam ouvidos e respeitados até o fim da vida.

CONSIDERAÇÕES FINAIS

A manutenção da comunicação oral ainda é considerada um fator importante para pacientes com comprometimento neurológico e dificuldades nesse aspecto contribuem negativamente para o prognóstico da patologia, pois uma comunicação eficiente promove melhora do conforto, prazer e qualidade de vida do paciente em CP.

Embora a demanda de pacientes com comprometimentos neurológicos venha aumentando, com o aumento da expectativa de vida, estudos sobre comunicação e cuidados paliativos ainda são escassos na literatura.

O principal mediador da comunicação, tanto entre equipe multiprofissional, quanto entre o paciente, sua família e a equipe de cuidado é o fonoaudiólogo e sua participação nas equipes de CP, portanto, deve ser vista como de extrema importância e relevância.

REFERÊNCIAS BIBLIOGRÁFICAS

1. World Health Organization (WHO). Planning and implementing palliative care services: a guide for programme managers. 2016. Acesso em 01 out 2020. Disponível em: http://apps.who.int/iris/bitstream/10665/250584/1/9789241565417- eng.pdf%3E.
2. Carro CZ, Moreti F, Pereira JMM. Proposta de atuação da Fonoaudiologia nos Cuidados Paliativos em pacientes oncológicos hospitalizados. Distúrb Comum. Mar. 2017;29(1):178-184.
3. Hermes HR, Lamarca ICA. Cuidados paliativos: uma abordagem a partir das categorias profissionais de saúde. Ciênc Saúde Coletiva, Rio de Janeiro, Sept. 2013;18(9):2577-2588.
4. Gómez-Batiste X, Connor S. Building Integrated Palliative Care Programs and Services [Internet]. Catalonia: Liberdúplex; 2017 [acesso em 10 outubro 2020]. Disponível em: http://kehpca.org/wpcontent/ uploads/Go%CC%81mez-Batiste-X-Connor-S-Eds.-Building-Integrated-Palliative-Care-Programsand-Services.-2017-b.pdf
5. Gouvea MPG. A necessidade de cuidados paliativos para paciente com doenças crônicas: diagnóstico situacional em um hospital universitário. Rev Bras Geriatr Gerontol. Rio de Janeiro, 2019;22(5):e190085.
6. Conselho Federal de Fonoaudiologia (Brasil). Parecer nº 42, de 18 de fevereiro de 2016. Dispõe sobre a atuação do fonoaudiólogo em cuidados paliativos. Parecer aprovado na 1450 SPO do CFFa. Acesso em 12 out 2020. Disponível em: https://www.fonoaudiologia.org.br/cffa/wp-content/uploads/2013/07/parecer-n.-42-2016-cuidados-paliativos.pdf.
7. Jacinto-Scudeiro LA, Ayres A, Olchik MR. Tomada de decisão: papel do fonoaudiólogo em cuidados paliativos. Distúrbios da Comunicação. 2019;31(1):141-146.
8. Barriguinha CIF, Mourão MTC, Martins JC. Dificuldades de comunicação e deglutição em doentes em cuidados paliativos: visão dos doentes e familiares e/ou cuidadores informais. Audiology - Communication Research. 2017;22(0):1655-1656.
9. Moreira MJS, et al. Contribuições da Fonoaudiologia nos cuidados paliativos e no fim da vida. CoDAS, São Paulo, 2002;32(4):e20190202.
10. Higginson IJ, Costantini M. Communication in end-of-life cancer care: A comparison of team assessments in three European countries. J Clin Oncol. 2002;20(17):3674-3682.
11. Andrade CG, Costa SFG, Costa ICP, Santos KFO, Brito FM. Cuidados paliativos e comunicação: estudo com profissionais de saúde do serviço de atenção domiciliar. Rev Pesqui. (Univ. Fed. Estado Rio J., Online) 2017. p. 215-21.
12. Instituto Brasileiro de Geografia e Estatística (IBGE). Projeções da População – IBGE. 2020. Disponível em: https://www.ibge.gov.br/estatisticas/sociais/populacao/9109-projecao-da-populacao. html?=&t=resultados.
13. Boersma I, Miyasaki J, Kutner J, Kluger B. Palliative care and neurology: Time for a paradigm shift. Neurology. 2014;83(6):561-567.
14. Scavasine V. Palliative Care in Acute Neurological Conditions. Rev Med UFPR. 2016;3(1):32-37.

15. American Academy of Hospice and Palliative Medicine, Center to Advance Palliative Care, Hospice and Palliative Nurses Association, Last Acts Partnership, National Hospice and Palliative Care Organization. National Consensus Project for Quality Palliative Care: Clinical Practice Guidelines for quality palliative care, executive summary. J Palliat Med. 2004;7(5):611-627.
16. Creutzfeldt CJ, Holloway RG, Walker M. Symptomatic and palliative care for stroke survivors. J Gen Int Med. 2012;27(7):853-60.
17. Cipriano P. Cuidados Paliativos em Doentes com Acidente Vascular Cerebral: Um Estudo Retrospetivo de 5 Anos de uma Equipa Intra-Hospitalar de Suporte em Cuidados Paliativos. Med Intern. 2018;25(3):186-192.
18. Damasio AR. Aphasia. N Engl J Med. 1992;326(8):531-539.
19. McNeil MR, Doyle PJ. Reconsidering the hegemony of linguistic explanations in aphasia: The challenge for the beginning of the millennium. Brain and Language. 2000;71(1):154-156.
20. Holloway RG, et al. Palliative and end-of-life care in stroke: A statement for healthcare professionals from the American heart association/american stroke association. Stroke. 2014;45(6):1887-1916.
21. Kehayia E, Korner-Bitensky N, Singer F, Becker R, Lamarche M, Georges P, Retik S. Differences in Pain Medication Use in Stroke Patients With Aphasia and Without Aphasia. Stroke. 1997;28(10):1867-1870.
22. Cabreira V, Massano J. Parkinson's disease: Clinical review and update. Acta Medica Portuguesa. 2019;32(10):661-670.
23. Postuma RB, et al. MDS clinical diagnostic criteria for Parkinson's disease. Movement Disorders. 2015;30(12):1591-1601.
24. Lees AJ, Hardy J, Revesz T. Parkinson's disease. Lancet. 2009;373(9680):2055-2066.
25. Verschuur CVM, et al. Randomized Delayed-Start Trial of Levodopa in Parkinson's Disease. N Engl J Med. 2019;380(4):315-324.
26. Duffy JR. Examination of motor speech disorders. In: Duffy JR. Motor Speech Disorders: substrates, differential diagnosis, and management. 3th ed. St Louis: Elsevier; 2013.
27. Ullman MT, Corkin S, Coppola M, Hickok G, Growdon JH, Koroshetz WJ, Pinker S. A neural dissociation within language: Evidence that the mental dictionary is part of declarative memory, and that grammatical rules are processed by the procedural system. J Cognit Neurosc. 1997;9(2):266-276.
28. Crescentini C, Mondolo F, Biasutti E. Shallice T. Supervisory and routine processes in noun and verb generation in non demented patients with Parkinson's disease. Neuropsychologia. 2008;46:434-447.
29. Grossman M. Sentence processing in Parkinson's disease. Brain Cogn. 1999;40:387-413.
30. Assal F, Ghika J. Language capacities in dementia. Swiss Archives of Neurology na Psychiatry. 2013;164(8):280-285.
31. Monetta L, Grindrod CM, Pell MD. Irony comprehension and theory of mind deficits in patients with Parkinson's disease. Cortex. 2009;45(8):972-981.
32. Naganska E, Matyja E. Amyotrophic lateral sclerosis - Looking for pathogenesis and effective therapy. Folia Neuropathologica. 2011;49(1):1-13.
33. Oliveira ASB, Pereira RDB. Amyotrophic lateral sclerosis (ALS): three letters that change the people's life. For ever. Arq Neuro-Psiquiatr. São Paulo. Sept. 2009;67(3a)750-782.

34. Consonni M, Catricalà E, Dalla BE, Gessa VC, Lauria G, Cappa SF. Beyond the consensus criteria: Multiple cognitive profiles in amyotrophic lateral sclerosis? Cortex. 2016;81:162-167.
35. Tsermentseli S, Leigh PN, Taylor LJ, Radunovic A, Catani M, Goldstein LH. Syntactic processing as a marker for cognitive impairment in amyotrophic lateral sclerosis. Amyotrophic Lateral Sclerosis and Frontotemporal Degeneration. 2016;17(1-2):69-76.
36. Leslie FVC, Hsieh S, Caga J, Savage SA, Mioshi E, Hornberger M, Kiernan MC, Hodges JR, Burrell JR. Semantic deficits in amyotrophic lateral sclerosis. Amyotrophic Lateral Sclerosis and Frontotemporal Degeneration. 16(1-2):46-5.
37. Bambini V, Arcara G, Martinelli I, Bernini S, Alvisi E, Moro A, Cappa SF, Ceroni M. Communication and pragmatic breakdowns in amyotrophic lateral sclerosis patients. Brain and Language. 2016;153-154:1-12.
38. Boff MS, Sekyia FS, Bottino CMC. Prevalence of dementia among brazilian population: systematic review. Rev Med (São Paulo). 2015;94(3):154-161.
39. Cunningham, et al. Dementia: Review. Ulster Med J, 2015;84(2):79-87.
40. Pistono A, Jucla M, Barbeau EJ, Saint-Aubert L, Lemesle B, Calvet B, Köpke B, Puel M, Pariente J. Pauses during Autobiographical Discourse Reflect Episodic Memory Processes in Early Alzheimer's Disease. J Alzheimer's Dis. 2016;50(3):687-698.
41. Lira JO, et al. Analysis of word number and content in discourse of patients with mild to moderate Alzheimer's disease. Dement Neuropsychol. São Paulo, Sept. 2014;8(3):260-265.
42. Toledo CM, Aluísio SM, dos Santos LB, Brucki SMD, Trés ES, de Oliveira MO, Mansur LL. Analysis of macrolinguistic aspects of narratives from individuals with Alzheimer's disease, mild cognitive impairment, and no cognitive impairment. Alzheimer's and Dementia. Diagnosis, Assessment and Disease Monitoring. 2018;10:31-40.
43. Mansur LL, Carthery MT, Caramelli P, Nitrini R. Linguagem e cognição na doença de Alzheimer. Psicologia: Reflexão e Crítica. 2005;18(3):300-307.
44. Ávila R. Resultados da reabilitação neuropsicológica em paciente com doença de Alzheimer leve. Rev Psiquiatria Clín. 2003;30(4):139-146.
45. Romero SB. Intervenção fonoaudiológica nas demências. In: Ortiz KZ. Distúrbios neurológicos adquiridos: linguagem e cognição. Barueri: Manole; 2005.
46. Baribeau DA, Mukovozov I, Sabljic T, Eva KW, Delottinville CB. Using an objective structured video exam to identify differential understanding of aspects of communication skills. Medical Teacher. 2012;34(4).
47. Barreto L Andrade. Importância da percepção do paciente sobre diagnóstico e terapêutica da doença. Rev Neurocienc. 2011;19(2):194-195.
48. Costa TMG, Nascimento LT, Medeiros GC, Mansur LL, Andrade CRF, Lopes DMB. Atuação fonoaudiológica em cuidados paliativos: enfoque na comunicação. In: Manual da residência de cuidados paliativos; 2018.
49. Fagundes SD, et al. Prevalence of dementia among elderly Brazilians: a systematic review. Sao Paulo Med J, São Paulo. Jan. 2011;129(1):46-50.
50. Silva CLM, et al. Characterization of the communication resources used by patients in palliative care - an integrative review. Rev. CEFAC, São Paulo. Dec. 2017;19(6):879-888.

# ATUAÇÃO FONOAUDIOLÓGICA NA PARALISIA FACIAL BILATERAL EM PACIENTE COM LEUCEMIA LINFOBLÁSTICA AGUDA COM USO DE FOTOBIOMODULAÇÃO E BANDAGEM ELÁSTICA COMO CUIDADO PALIATIVO

Hilda Helena Pimenta Noguera Servin

A leucemia linfoblástica aguda (LLA) é o tipo mais comum dos cânceres pediátricos, ocorrendo em cerca de 25% a 30% dos cânceres que aparecem antes dos 15 anos de idade e 19% até os 20 anos.[1,2] Este tipo de leucemia é visto também em adultos, mas o pico de incidência é na infância, entre dois e cinco anos. É uma doença maligna hematológica e apresenta anormalidades cromossômicas e alterações genéticas na diferenciação e proliferação de células linfoides precursoras. Assim, caracteriza-se pela transformação e proliferação maligna de células linfoides precursoras na medula óssea, no sangue ou em sítio extramedular.[3] Alguns fatores de risco citados na literatura contam com síndromes genéticas (Down, dentre outras), peso ao nascimento ≥ 3,5kg, aborto prévio, exposição da mãe à radiação, inseticidas e agrotóxicos, como também o uso de medicamentos ou substâncias, como anti-histamínicos, metronidazol, dipirona, estrogênio, consumo de álcool e drogas ilícitas.[4,5]

A taxa de sobrevida da leucemia linfoblástica aguda em crianças tem aumentado e, de acordo com a literatura recente, chega até a 90%.[2] Isto se deve à melhora do tratamento proposto, promovendo melhor resposta à terapia que tem passado por modificações baseadas em aspectos farmacogenômicos e farmacodinâmicos do paciente.[2] Entretanto, são necessárias mais inovações tecnológicas e terapêuticas para melhorar o índice de sobrevida e minimizar os efeitos adversos do tratamento.

A LLA é clinicamente caracterizada por alta contagem de leucócitos, hepatoesplenomegalia e invasão do sistema nervoso central.[6] É incomum o comprometimento da orelha e osso temporal, as lesões de pele, as alterações da membrana timpânica, as otites da orelha média, as perdas auditivas e as mastoidites.[7] Porém, isto pode acontecer devido à infiltração da própria doença ou por infecções oportunistas. Mais raro ainda é a paralisia facial bilateral pelo comprometimento do VII par craniano, do nervo facial, que é responsável pelos movimentos dos músculos da expressão facial além de outras funções. Infecções virais têm sido associadas à leucemia e seguida da disfunção do nervo facial, ainda que não há estudo longitudinal que tenha sido conduzido para afirmar esta hipótese. Poucos casos isolados de paralisia facial bilateral após quimioterapia e radioterapia têm sido relatados na literatura.[8]

A paralisia facial (PF) afeta um instrumento importante na comunicação e expressão humana, que é a mímica facial.[9] Surgem daí três grandes problemas que são o somático (dificuldade nos movimentos, assimetria, comprometimento das funções, sialorreia e lacrimejamento); o social (alteração na comunicação, isolamento social e inabilidade para exercer funções de trabalho) e o psicológico (alteração da identidade, medo e vergonha).[10] A paralisia facial pode ser dividida em dois tipos: a central, quando ocorre uma lesão no trato córtico-nuclear, e a periférica (PFP), quando a lesão acontece no nervo facial a partir da emergência no sulco bulbo-pontino, pois o nervo facial penetra no osso temporal pelo meato acústico interno, emerge do crânio pelo forame estilomastóideo, passa pela glândula parótida e se distribui aos músculos da mímica por meio de ramos.[11] Na PF, existem duas fases: a flácida e a fase de sequela.[12]

A fase flácida é caracterizada por apresentar ausência ou diminuição importante da movimentação da musculatura. A reabilitação tem como objetivo o retardo de possível atrofia muscular e estimular a recuperação do movimento de forma ordenada, sendo possível haver regeneração e a mobilidade voltar ao normal.

A PFP pode ser classificada de acordo com o grau de comprometimento motor, sendo utilizada a escala de graduação House-Brackmann em seis categorias: (I) normal, (II) disfunção leve, (III) disfunção moderada, (IV) disfunção moderada grave, (V) disfunção grave e (VI) paralisia total.[13]

A paralisia do nervo facial em crianças é considerada comum tendo como causas trauma, infecção, malformações congênitas e tumores, sendo a paralisia de Bell cerca de 70% dos casos. Porém a paralisia facial bilateral é uma condição clínica muito rara, com incidência estimada em 0,3 a 2% de todos os casos de PF.[14] Pode haver diferentes causas, como síndrome de Guillain-Barré e Leucemia, requerendo, dessa forma, tratamentos específicos.[15]

A atuação fonoaudiológica na fase de sequelas tem o objetivo de diminuir a contratura muscular, melhorando a elasticidade do tecido acometido e diminuir o aparecimento de sincinesias, que são movimentos involuntários, associados a um outro movimento voluntário, na região facial, podendo haver padrões previsíveis e não aleatórios, sendo o mais observado o envolvimento de boca e olho.

O método Kinésio Taping® (KT), patenteado pelo Dr. Kenzo Kase, tem o objetivo de favorecer o processo de cura e prolongar os efeitos terapêuticos, sem uso de medicamentos ou cirurgias. Esta técnica, além de viabilizar a estabilidade e suporte de músculos e articulações, não restringe a amplitude do movimento.[16] Consiste em aplicar a bandagem elástica diretamente no músculo a ser tratado, aumentando a circulação sanguínea e linfática. Este método é usado na prevenção e tratamento da musculatura esquelética, inclusive em casos crônicos.[17]

O uso da bandagem elástica terapêutica foi um recurso utilizado neste caso, por ser este baseado no conceito da estimulação tegumentar, promovendo estímulos constantes e duradouros em vias aferentes do córtex sensorial primário, prolongando os efeitos terapêuticos da manipulação realizada no paciente. Isto visa obter melhor integração do sistema somatossensorial e, por consequência, uma melhor resposta motora.

A fotobiomodulação, o uso da luz LASER (acrômio da expressão inglesa *Light Amplification by Stimulated Emission of Radiation*/Amplificação da luz por emissão estimulada de radiação, em português), tem sido descrita em muitos estudos, nacionais e internacionais, que demonstram segurança no tratamento e efeitos satisfatórios de acordo com o objetivo e dosimetria propostos. Na Fonoaudiologia, entretanto, requer mais estudos específicos de aplicação. O *laser* de baixa intensidade (LBI) é uma radiação não ionizante, isto é, não altera a estrutura do átomo, não causando nenhum tipo de dano ou lesão ao tecido irradiado. Promove uma série de efeitos físicos e bioquímicos no sistema biológico, de acordo com os estudos e melhor compreensão das ações em níveis celular e molecular dos tecidos.[18] Ocorrem reações bioquímicas que favorecem a resposta biológica pretendida como anti-inflamatória, analgésica, cicatricial, antiedematosa, reparação nervosa/muscular e antibactericida.[19] Tem, portanto, efeito terapêutico e tem se tornado parte da prática clínica fonoaudiológica em muitos casos, com objetivos de, por exemplo, regeneração tecidual e melhora da *performance* muscular, promovendo muitos resultados favoráveis nas condições do paciente tratado.

Como um novo recurso terapêutico para a Fonoaudiologia, veio agregar valor, uma vez que é um facilitador e modelador de processos biológicos, por bioestimulação ou bioinibição, sem efeitos adversos ou colaterais.[19] Diversos estudos apontam que a fotobiomodulação pode promover a melhora da *performance* muscular, reduzindo injúrias e diminuindo a fadiga muscular.[20] É uma modalidade de tratamento de baixo custo e não invasiva, amplamente utilizada em várias áreas da saúde, como na Fisioterapia e Odontologia.

CASO CLÍNICO

É importante ressaltar que esta apresentação de caso clínico foi autorizada mediante assinatura do Termo de Consentimento Livre e Esclarecido elaborado para fins específicos científicos. Paciente do gênero masculino, três anos de idade, compareceu, acompanhado dos pais, na clínica fonoaudiológica, para avaliação e tratamento de paralisia facial periférica bilateral, em fase de sequelas caracteriza-se por presença de rugas na testa no lado afetado, olhos mais estreitos ou contraídos do lado comprometido, rima nasolabial mais pronunciada do lado comprometido, filtro labial desviado para o lado da lesão e comissura labial elevada do lado afetado evidenciando a presença de contraturas diagnosticada após início de tratamento quimioterápico. O protocolo utilizado para este caso foi AIEOP-BFM 2009, com uso de prednisona, daunorrubicina, vincristina, peg-asparaginase e metotrexato.

Os pais relataram, na anamnese, que a criança começou a apresentar febre, irritabilidade, inapetência e palidez cutânea e que foram orientados a procurar hospital de referência em tratamento de câncer infantil para exames complementares. Foi então diagnosticado com leucemia linfoblástica aguda, com um ano e sete meses de idade, por meio do exame de mielograma.

Iniciou o tratamento quimioterápico, sendo que no 11° dia de uso dos medicamentos apresentou otorreia, primeiramente na orelha direita e, após dois dias, também na orelha esquerda, permanecendo dessa forma por vários dias, mesmo sendo tratada, evoluindo com febre no 19°dia.

Os pais observaram que no 27° dia, após o início da quimioterapia, a criança não conseguia sorrir nem demonstrava ouvir ou localizar sons no ambiente, além de apresentar dificuldade de deambulação. O menor foi levado para avaliação médica e foi então observada disfunção importante da mímica facial bilateralmente (grau IV, de acordo com a escala de graduação House-Brackmann). Eles também relataram que a criança passou por novos exames e que a tomografia computadorizada de ouvidos e mastoides revelou erosão óssea das mastoides, cavidade timpânica, acentuadamente nas cadeias ossiculares. O exame também mostrou a cóclea, vestíbulo, canais semicirculares de aspectos normais e calibre normal do conduto auditivo interno. O menor foi submetido à mastoidectomia e timpanotomia e exames histopatológicos revelaram processo inflamatório ativo crônico.

A criança foi encaminhada para exame de potenciais auditivos evocados de tronco encefálico, realizado em consultório com o paciente em sono induzido. A conclusão foi exame sugestivo de perda auditiva neurossensorial severa bilateral, com ausência de resposta em 90 Db em ambas as orelhas. Desde então o paciente tem sido encaminhado a mais testes e orientações para possíveis condutas em relação a reabilitação da audição em clínica particular e hospital público. Foi iniciado também treino da língua de sinais, LIBRAS, porém comparecendo a poucas sessões e logo suspensas devido à situação de pandemia do coronavírus.

Quando a criança chegou para avaliação fonoaudiológica, feita com base em protocolo adaptado de Chevalier *et al.* (1987)[21], em julho de 2019, já apresentava melhora espontânea dos movimentos orofaciais. Os pais negaram haver dificuldades de deglutição no paciente, nesse momento. Relataram que o mesmo foi tratado com medicamentos e que eles faziam algumas massagens faciais.

Após anamnese detalhada, observamos a criança, em estado de repouso (Fig. 10-1), fazendo movimentos orofaciais e nas tentativas de comunicação, com gestos, sinais e expressões faciais espontâneos (Fig. 10-2). A criança apresentava dificuldade de comunicação pelo fato da perda auditiva importante

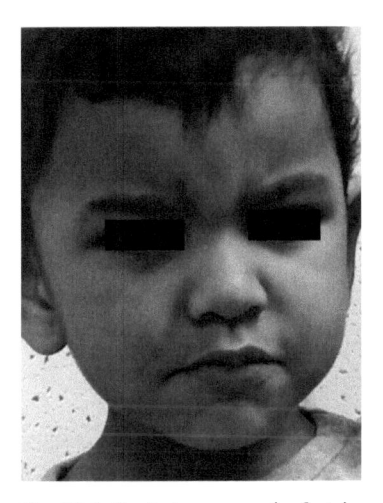

Fig. 10-1. Contratura muscular facial em repouso.

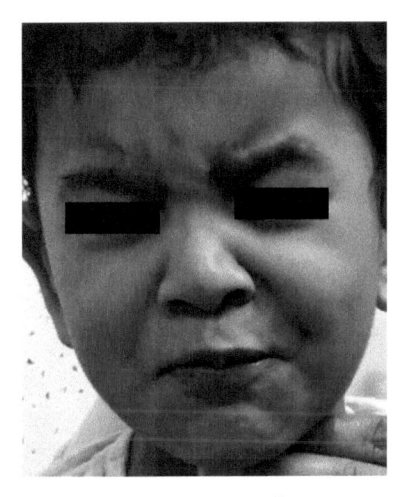

Fig. 10-2. Contratura muscular em resposta a um estímulo.

antes dos dois anos de idade, por não obedecer a comandos simples, como os movimentos solicitados em avaliação formal da motricidade orofacial.

O paciente, porém, realizou movimentos de língua, mostrando habilidade suficiente para protrusão e lateralização. Quanto à abertura de boca, bico e sorriso, imitando os pais, foi possível verificar inabilidade, apresentando contratura importante perioral. A criança chorou em alguns momentos da avaliação, com movimentos em expressão de "ô" (Fig. 10-3).

Tanto em movimento quanto em repouso, observamos expressão facial com contratura exacerbada no terço superior da face, pelo tracionamento das sobrancelhas para baixo e medialmente, produzindo rugas verticais na fronte, pelo corrugador do supercílio e também pela ação do prócero, com o abaixamento do ângulo medial das sobrancelhas, formando as rugas transversais sobre a raiz do nariz, como "cara de bravo". Apresentou habilidade insuficiente de desempenho dos lábios, com as comissuras abaixo da rima bucal simetricamente (deprimidas) e contração moderada do músculo mentual. Sabe-se que a PFP em fase de sequelas caracteriza-se por presença de rugas na testa no lado afetado, olhos mais estreitos ou contraídos do lado comprometido, rima nasolabial mais pronunciada do lado comprometido, filtro labial desviado para o lado da lesão e comissura labial elevada do lado afetado evidenciando a presença de contraturas.[22] Porém, neste caso, foram observadas estas alterações simetricamente, devido a comprometimento bilateral. Os pais referiram situações de constrangimento constantes, em ambientes sociais, devido à apresentação da face da criança, por causa da condição muscular.

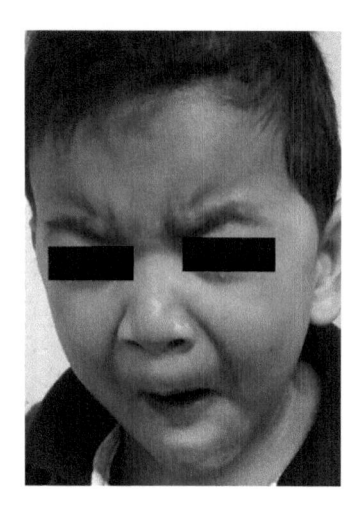

Fig. 10-3. Contratura muscular no choro.

Para avaliação das funções de mastigação e deglutição foram solicitados alimentos nas consistências líquida, pastosa e sólida. A mastigação era predominantemente bilateral simultânea e ruidosa. Mantinha lábios semiabertos e em alguns momentos selados, porém com muita força no músculo orbicular da boca e no mento. Não houve episódio de escape de alimentos pela comissura labial. Quanto à deglutição, não apresentou sinais e sintomas sugestivos de aspiração, mas observou-se deglutições múltiplas com esforço para os alimentos sólidos.

A intervenção fonoaudiológica proposta, a terapia miofuncional orofacial, neste caso já em fase de sequela, teve como objetivo a diminuição da contratura muscular, reduzir as sincinesias, neste caso, boca-olho, melhorar a precisão dos movimentos orofaciais, adequando a *performance* muscular, melhorar a sensibilidade e as funções do sistema estomatognático, manobras intra e extra orais, por meio de alongamento, liberação miofacial, massagens de relaxamento, indutoras, tonificadoras, associados a exercícios miofunionais (com limitações devido à idade da criança e apesar da melhora espontânea de movimentos orofaciais já citada, alguns músculos não evoluíram com o movimento adequado). Fez-se uso de laserterapia pontual com contato, pela possibilidade de induzir o metabolismo do tecido nervoso injuriado, produzindo proteínas favoráveis ao crescimento e assim, aumentando a capacidade de regeneração.[23] Também foi utilizada a bandagem elástica. Não foi cogitado o uso da modalidade de *laser* sistêmico, o ILIB (*Intravascular Laser Irradiation of Blood*), tendo em vista, o paciente ser portador de câncer sanguíneo, sendo uma das contraindicações para esta abordagem.

Ressaltamos, entretanto, que a atuação fonoaudiológica com exercícios miofuncionais é fundamental para a reabilitação do paciente, sendo a fotobiomodulação uma modalidade coadjuvante neste processo, pois a terapia pode ser potencializada por seu uso, uma vez que se sabe que ele promove a aceleração da regeneração do nervo, com aplicação de *laser* infravermelho para melhora do trofismo e regeneração do nervo facial.[24]

Dessa forma, com aceitação da proposta terapêutica pelos pais, foi feito contato com a médica oncopediatra responsável pela condução do tratamento da criança e foi solicitado, por escrito, autorização para o uso do *laser* de baixa intensidade, com comprimento de onda infravermelho e densidade de energia de 2 a 4 J/cm^2, nos ramos do nervo facial e de acordo com o objetivo da região da face, com dez sessões, podendo ser repetido o protocolo segundo avaliação da terapeuta.

A aplicação do *laser* foi iniciada e feita semanalmente, conforme disponibilidade da família. Usou-se o aparelho Therapy EC da DMC, 100 mW, *laser* Infravermelho (808 nm) no trajeto do nervo facial, nos ramos bucal e zigomático (Fig. 10-4), com dosimetria de 2 e 3 J, a cada 1 cm, para melhorar *performance* muscular. No terço superior da face, nos músculos prócero, corrugador do supercílio e frontal (Fig. 10-5), usou-se o mesmo comprimento de onda, infravermelho, nas doses de 3 e 4 J. O paciente apresentava o fototipo 4 de pele, de acordo com a classificação dos fototipos cutâneos

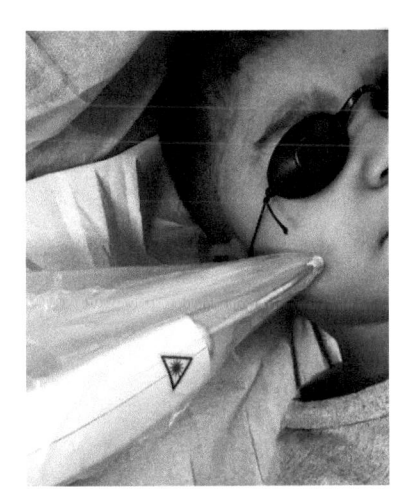

Fig. 10-4. Aplicação do *laser* no ramo bucal do nervo facial.

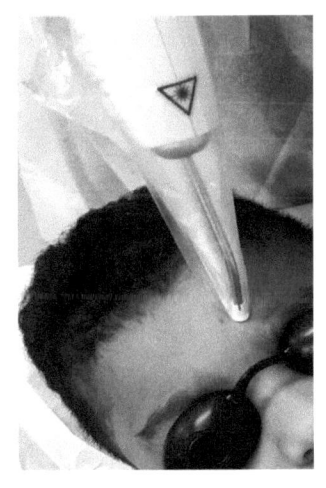

Fig. 10-5. Aplicação do *laser* no terço superior da face.

pela escala Fitzpatrick, criada pelo médico norte-americano Thomas B. Fitzpatrick, em 1976. Foi realizada fotobiomodulação em alguns pontos dos orbiculares do olho e da boca e região do mento para diminuir contratura e sincinesias (Fig. 10-6).

Mantiveram-se para casa as massagens e exercícios passivos e alguns ativos de acordo com a resposta do paciente às solicitações dos pais, assim como o uso da técnica de bandagem elástica *Therapy Taping* como auxiliar na reabilitação da paralisia facial, nos músculos corrugador do supercíclio, prócero, zigomático maior e risório, com objetivos distintos (Fig. 10-7).

Ao término de dez sessões, os pais relataram e também foi observado em sessão, diminuição da contratura muscular do terço superior da face, proporcionando uma expressão suavizada (Fig. 10-8). As sessões continuaram semanalmente. Após mais cinco atendimentos, observou-se menor contratura do orbicular da boca, modificação do posicionamento do ângulo da comissura labial, resultados satisfatórios do ponto de vista estético, melhor tônus e, por conseguinte, desempenho muscular nos movimentos de choro e sorriso. Observou-se também maior dissociação dos movimentos (diminuição de sincinesias) com melhor desempenho independente dos grupos musculares. A terapia foi suspensa conforme cronograma do tratamento quimioterápico. Retomada a terapia, o paciente manteve os ganhos funcionais, estéticos e cosméticos. Porém, como está em fase de crescimento, será mantido o acompanhamento e o uso do *laser* de baixa intensidade para biomodular toda a musculatura envolvida.

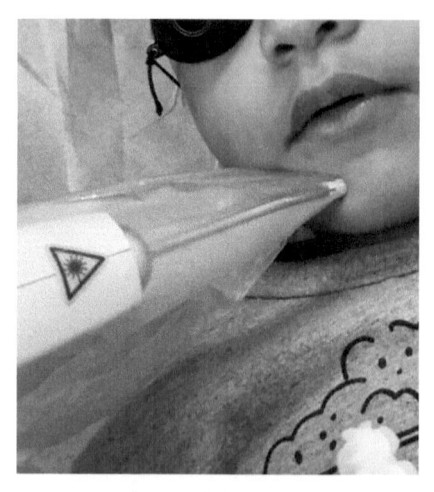

Fig. 10-6. Aplicação do *laser* no terço inferior da face.

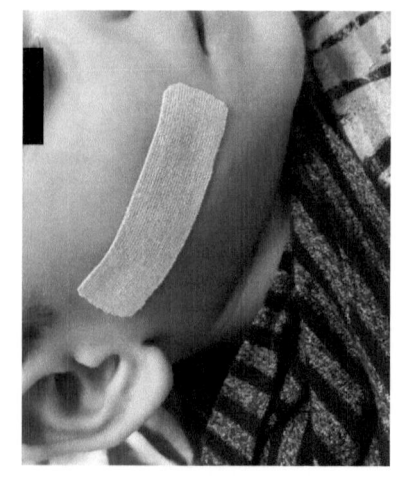

Fig. 10-7. Bandagem elástica em músculo risório.

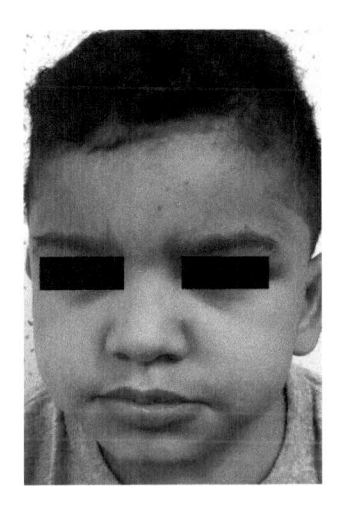

Fig. 10-8. Expressão suavizada em repouso.

REFERÊNCIAS BIBLIOGRÁFICAS

1. Hunger SP, et al. Improved Survival for Children and Adolescents with Acute Lynphoblastic Leukemia Between 1990 and 2005 - A Report from Children's Oncology Group. J. Clin Oncol. 2012 May 10;30(14):1663-1669.
2. Inaba H, Greaves M, Mullighan CG. Acute Lynphoblastic Leukemia. Lancet. 2013;381(9881):1943-1945.
3. Terwilliger T; Abdul-Hay, M. Acute Lynphoblastic Leukemia a Comprehensive review and 2017 Update. Blood Cancer J. 2017 Jun;7(6):e577.
4. Naumburg E. Perinatal risk factors for childhood leucemia. Acta Universtatis Upsaliensis. Comprehesive Summaries of Uppsala Diseertations from the Faculty of Medicine 1111. Uppsala; Eklundshofs Grafiska; 2002. P. 44 In: IBAGY A, et al. Leucemia Linfoblástica aguda em lactentes: 20 anos de experiência. J Pediatric. 2013;89(1).
5. Slater ME, et al. Maternal Exposure to household chemical and risk of infant leukemia: a report from The Children's Oncology Group. Cancer Causes Control. 2011;22:1197-204. In: IBAGY A, et al. Leucemia Linfoblástica aguda em lactentes: 20 anos de experiência. J Pediatric (Rio J) 2013;89(1).
6. Wang L, et al. Facial Paralysis as a presenting symptom of infant leucemia: A Case Report and Literature review. Medicine Baltimore. 2018;97(51):e13673.
7. Lucena RV, et al. Bilateral Facial Paralysis and Deafness in a Child Treated for Acute Lynphoblastic Leukemia. Case Rep Otolaryngol, 2019; 2019:7126043.
8. Sem S, et al. Bilateral Facial Nerve Palsy in Acute B Cell Lynphoblastic Leukemia - a Case Report and Review of the Literature. Indian J Hematol Blood Transfus, 2016; June 32(Supply 1):15-19.
9. Fouquet ML; Lazarini PR. Paralisa facial periférica: atuação fonoaudiológica. In: Lopes Filho O. (Ed.). Novo Tratado de Fonoaudiologia. 3. ed. Barueri: Manole; 2013. p. 549-68.

10. Devriese PP. Treatment of Sequelae after facial paralysis: a Global Approach. J Larygol Otol. 1998;112(5):4529-31.
11. Machado A. Neuroanatomia funcional. Belo Horizonte: Atheneu; 1993, cap. 27, p. 257-274.
12. Goffi-Gomez MVS, et al. Reabilitação miofuncional na paralisia facial. In: DE ANGELIS EC, et al. A atuação da Fonoaudiologia no câncer de cabeça e pescoço. São Paulo: Lovise. 2000;(30):257-264.
13. House JW; Brackmann DE. Facial nerve grading system. Otolaryngol Head Neck Surg. 1985;93(2):146-7.
14. Kim YH, et al. Bilateral Simultaneous Facial Nerve Palsy: Clinical Analysis in Seven Cases. Otology & Neurotology, 2008;29:397-400. In: TWARDOWSCHY CA, et al. Paralisia Facial Bilateral: Um Desafio Diagnóstico. Ver Bras de Neurologia e Psiquiatria, 2016 Maio-Ago;20(2):170-174.
15. Gaudin RA, et al. Bilateral Facial Paralysis – a 13 Year Experience. Plast Reconstr Surg. 2016 Oct;138(4):879-87.
16. Morini Júnior N. Bandagem terapêutica. In: Cury VCR; Brandão MB. Reabilitação em paralisia cerebral. Rio de Janeiro: Med Book; 2010. p. 231-45. In: Silva AP, et al. Método Therapy Taping®: bandagem elástica como recurso terapêutico na clínica fonoaudiológica. Distúrbios Comun. São Paulo, 26(4):805-808, dezembro, 2014.
17. Pysny L; Pisná J; Petru D; Kinesio Taping Use in Prevention of Sports Injuries During Teaching of Physical Education and Sports. Procedia – Social and Behavioral Sciences. 2015;186:618-23.
18. De Freitas LF; Hamblin MR; Proposed Mechanisms of Photobiomodulation or Low-Level Light Therapy. IEEE Journal of Selected Topics in Quantum Eletronics. 2016;22:7000417.
19. Gomes CF; Schapochnick, A. O uso terapêutico do LASER de Baixa Intensidade (LBI) em algumas patologias e sua relação com a atuação na Fonoaudiologia. Distúrb Comun, São Paulo. 2017;29(3):570-78.
20. Leal Júnior EC, et al. Effect of low-level laser therapy (GaAs 904 nm) in skeletal muscle fatigue and biochemical markers of muscle damage in rats. Eur J Appl Physiol. 2010;108(6):1083-8. In: Ferraresi C; Hamblin MR; Parizotto NA. Low-Level LASER Therapy on muscle tissue: performance, fatigue and repair benefited by the power of light. Photonics Lasers Med, 2012 November 1;1(4):267-286.
21. Chevalier MA, et al. Avaliação da função motora da face nas lesões periféricas e centrais. In: Lacôte M, et al. Avaliação clínica da função muscular. São Paulo: Manole; 1987. p. 13-35.
22. Twardowschy CA, et al. Paralisia Facial Periférica Bilateral: Um Desafio Diagnóstico. Rev Bras de Neurologia e Psiquiatria. 2016 Maio-Ago 20(2):170-174.
23. Viegas VN, et al. Laserterapia Associada ao Tratamento da Paralisia Facial de Bell. Revista Portuguesa de Estomatologia, Medicina Dentária e Cirurgia Maxilofacial. Vol. 47, n 1, 2006.
24. Buchaim RL, et al. Effect of lowlevel laser therapy (LLLT) on peripheral nerve regeneration using fibrin glue derived from snake venom. Injury. 2015;46(4):655-60. In: Gomes CF, Schapochnick A. O uso terapêutico do LASER de Baixa Intensidade (LBI) em algumas patologias e sua relação com a atuação na Fonoaudiologia. Distúrb Comun. São Paulo. 2017;29(3):570-78.

AÇÃO DO OTORRINOLARINGOLOGISTA JUNTO AO PACIENTE EM CUIDADOS PALIATIVOS

CAPÍTULO 11

Alessandra Esteves da Silva Fukusato

O paciente carente de cuidados paliativos dentro da saúde vai muito além da atuação de um único profissional. Uma equipe multidisciplinar em caráter interdisciplinar torna-se imprescindível na promoção de saúde e vida de forma integral ao paciente. O papel do médico frente ao diagnóstico e tratamento de uma paciente que necessite cuidados paliativos deve focar não só na doença do mesmo, e sim no indivíduo como um ser biopsicossocial e espiritual.

Segundo a OMS, revista de 2002, a definição de Cuidados Paliativos "é uma abordagem que promove qualidade de vida aos pacientes e seus familiares, que enfrentam doenças que ameacem a continuidade da vida, por meio de prevenção e do alívio do sofrimento." Baseado nisso, o cuidado destes pacientes não deve abordar a impossibilidade de cura, mas sim na possibilidade ou não de tratamento modificador da doença, favorecendo qualidade de vida e manutenção da dignidade humana.

Dentre as especialidades médicas que auxiliam no manejo destes pacientes está a otorrinolaringologia, que vem se mostrando atuante e necessária. Sendo alguns dos principais sintomas dos pacientes de cuidados paliativos de competência do médico otorrinolaringologista (dor, dispneia, tosse, disfagia e sialorreia, disfonia entre outros), a ajuda e adesão deste profissional em uma equipe multidisciplinar frente ao cuidado do paciente contribui para o progresso no prolongamento da vida e melhoria em tratamento de alívio de sintomas.

A seguir descreveremos de maneira pormenorizada cada sintoma mais comum encontrado na otorrinolaringologia, descrito e apresentado pelo paciente que necessita de um cuidado paliativo.

Dor

A dor é um dos sintomas mais frequentes dentre todos os pacientes inerentes a cuidados paliativos. Doenças avançadas frequentemente estão relacionadas com a dor, que segundo Associação Internacional para o Estudo da Dor (IASP) define-se como "uma experiência sensitiva e emocional desagradável, associada a dano real ou potencial dos tecidos, ou descrita em termos de tais lesões". Em outras palavras, a dor é uma sensação única e individual, relacionada com a patologia do indivíduo e o conhecimento prévio da mesma.

Em pesquisas realizadas quanto à dor relaciona este sintoma principalmente com pacientes portadores de neoplasias. Porém, pacientes portadores de HIV/SIDA também relatam tais sintomas como incapacitantes e indesejáveis. Em estudos recentes da prevalência dos sintomas relacionados por cuidadores demonstram que a dor é equivalente tanto nos pacientes com câncer quanto em pacientes com doenças não oncológicas.

As doenças diagnosticadas na otorrinolaringologia que mais comumente causam dor nos pacientes crônicos são devido a neoplasias de vias aéreas superiores, como as que comprometem diretamente nariz, boca, faringe, laringe, e mais raramente os de glândulas salivares e ouvido médio ou, indiretamente, pelas metástases. As que afetam a via respiratória são as que mais causam desconforto e dificuldades. A dor nestes casos pode aparecer devido à infiltração direta do tumor no local afetado, bem como após quimioterapia e radioterapia, quando estas causam mucosites. Outras doenças podem também ser causa de dor crônica em pacientes no âmbito do otorrinolaringologista, como dores em articulação temporomandbular (ATM) e nevralgia trigeminal.

Dentre os tratamentos não farmacológicos para alívio do sintoma da dor:
- Técnicas de relaxamento, distração e imaginação dirigida.
- Terapia física por aplicação de calor em casos de espasmos musculares e artralgias.
- Terapia física por aplicação de frio em casos de dor musculoesquelética na região cervical.
- Acupuntura em casos de dor devida a espasmos musculares, disestesias e nevralgias.
- Neuroestimulação elétrica transcutânea (TENS) em casos de dor por compressões tumoral nervosa, óssea e em região de cabeça e pescoço.

A terapia farmacológica para os pacientes oncológicos com dor usa o combinado de três grupos farmacológicos: analgésicos não opioides, analgésicos opioides, sendo a morfina a droga de eleição, e drogas adjuvantes ou coanalgésicos. Assim sendo, a Organização Mundial da Saúde (OMS) publicou, em 1986, um modelo clínico para o tratamento da dor oncológica, validado e aceito mundialmente, com base em seis princípios básicos:
- Pela boca – usar a via oral, sempre que possível.
- Pelo relógio – horário regular, e não apenas em doses "se necessário".
- Para o indivíduo – de acordo com as necessidades específicas do doente.
- Uso de coanalgésicos ou adjuvantes.
- Atenção aos detalhes.

- Pela "escada analgésica".

  Os medicamentos mais utilizados e eficazes no controle da dor podem ser agrupados em três grandes grupos:

  - *Medicamentos analgésicos:* analgésicos simples, opioides e anti-inflamatórios ajudarão no controle da dor propriamente dita.
  - *Medicamentos para o tratamento da sensibilização central:* medicações antidepressivas e anticonvulsivantes são utilizadas com o intuito de reduzir a sensibilização central.
  - *Medicamentos para o tratamento da doença de base:* por exemplo para *diabetes mellitus*, quando esta causa piora dos sintomas álgicos ao afetar as raízes nervosas faciais.

Dispneia

A dispneia é definida como uma experiência subjetiva de desconforto respiratório. Pacientes descrevem essa experiência geralmente como uma sensação de sufocamento, falta de mais ar ou aperto no peito. Trata-se de um desconforto respiratório, incapacidade de finalizar a expiração, aumento do esforço respiratório ou respiração acelerada.

Dados demonstram que a dispneia de diferentes intensidades é um sintoma muito frequente em pacientes com doenças crônicas e avançadas. Sua prevalência chega a cerca de 90% dos indivíduos acometidos com doença pulmonar grave; 50% dos pacientes com câncer avançado; 74% dos pacientes com câncer de pulmão e 80% na fase final de vida destes mesmos pacientes; e afeta ainda 50% dos 23 milhões de pacientes com doenças cardíacas.

Abordagem multidisciplinar deve ser instalada nestes pacientes, com intuito de melhoria da qualidade de vida e redução do desconforto e sensação de morte eminente.

A avaliação do paciente através de anamnese completa; questionamento sobre o sintoma, graduando o mesmo se possível; e avaliação clínica através de exame físico e laboratoriais nos fornece dados mais direcionados para um tratamento mais eficaz, promovendo qualidade de vida e melhoria do desconforto.

A conduta adequada frente à possível causa da dispneia pode ser facilmente alcançada, em casos onde apenas uma desobstrução das vias aéreas superiores é necessária (em infecções do trato respiratório, por exemplo), ou através da avaliação de condições que possam exacerbar a sensação de falta de ar, por exemplo, ansiedade ou medo.

A oxigenoterapia **não** é a principal escolha, não há evidência de que a suplementação de oxigênio alivie a dispneia, principalmente nos casos em que não envolve hipóxia. Deve-se optar pela mesma apenas em pacientes que estejam com a saturação de O_2 menor que 88% de preferência uso de cateter nasal.

Pode ser necessária a introdução de terapia medicamentosa em alguns pacientes com dispneia. Sendo assim, a American College of Chest Physicians redefiniu em 2007(6) diretrizes para o tratamento da dispneia sob o ponto de vista paliativo, envolvendo o uso de opioides, ansiolíticos, oxigênio e também tratamento não farmacológico.

Tosse

A tosse é um sintoma comum dentre os pacientes portadores de câncer. Trinta e oito por cento destes pacientes apresentam sintomas moderados ou intensos. Ocorre mais de 10 vezes por dia em cerca de dois terços dos pacientes, interferindo na respiração, no sono e, às vezes, dificultando a fala.

Dentre os pacientes de câncer, as causas mais comuns que afetam o trato respiratório estão: tumores que afetam diretamente as vias aéreas, a quimioterapia, distúrbios da pleura e do pulmão, radioterapia e fístulas. Outras causas de tosse, sem história de câncer, estão: a asma, DPOC, infecções pulmonares de vias aéreas superiores, sinusopatia. Pacientes imunodeprimidos com portadores de HIV podem ter associação com tuberculose pulmonar e apresentarem como sintoma comum a tosse. Dentro da competência do otorrinolaringologista, o refluxo gastresofágico e laríngeo e irritações de tímpano podem também ser causadores de tosse persistente.

A tosse deve ser encarada como um sintoma que abala a saúde física e mental do paciente visto que pode causar desconforto respiratório e aumento de secreção de vias aéreas superiores, o que limita as atividades diárias e necessita de apoio de terceiros para, por exemplo, aspiração e fisioterapia respiratória.

A terapia deve visar sempre diagnosticar a causa e eliminá-la. Se isso não for possível, manter o paciente confortável do ponto de vista respiratório é fundamental. Melhora do decúbito, aspiração de secreções de vias aéreas superiores e inferiores e melhora da oxigenação auxiliam no processo.

Como tratamento medicamentoso estão os opioides, com exemplo mais usado e que possui o efeito antitussígeno mais eficaz a codeína e, os não opioides, como a nebulização, aspiração de árvore brônquica na presença de hipersecreções, anestésicos inalatórios.

Disfagia

A redução da ingesta oral de alimentos nutritivos por pacientes que necessitem de cuidados paliativos principalmente os acometidos por estomatites, alterações do paladar, xerostomia (que pode ser resultado de desidratação), obstipação intestinal importante, obstrução intestinal, disfunção autonômica, vômitos frequentes, sintomas de elevada intensidade como dor, dispneia, depressão, podem e normalmente culminam em anorexia e até caquexia.

O papel da equipe multidisciplinar nesses casos graves é conflituoso e necessário, pois evita o agravamento da qualidade de vida dos pacientes. O papel do otorrinolaringologista dentro da equipe está em identificar causas pertinentes às vias aéreas superiores que possam dificultar a ingesta ou ocasionar dor e desconforto ao paciente. A melhoria da qualidade de nutrição do paciente sob cuidados paliativos está intimamente ligada à progressão da doença e sua evolução. E por isso sanar com possíveis obstáculos a passagem dos alimentos torna-se primordial para a manutenção da saúde do indivíduo.

Cuidados com a higiene oral e dentária, cauterização local de lesões de mucosa jugal em boca com ácidos tópicos e ressecções de lesões obstrutivas, estimulação sensorial de papilas gustativas e hidratação de mucosa oral auxiliam a passagem do alimento pelo primeiro estágio da alimentação: a **boca** (Fig. 11-01).

No próximo estágio, o alimento alcança a faringe e algumas obstruções podem ocorrer e causar desconforto e dificuldade deglutatória. Faringoamigdalites virais (Os vírus respiratórios como rinovírus, adenovírus, vírus influenza, coronavírus, vírus sincicial respiratório) são os agentes virais mais comuns,

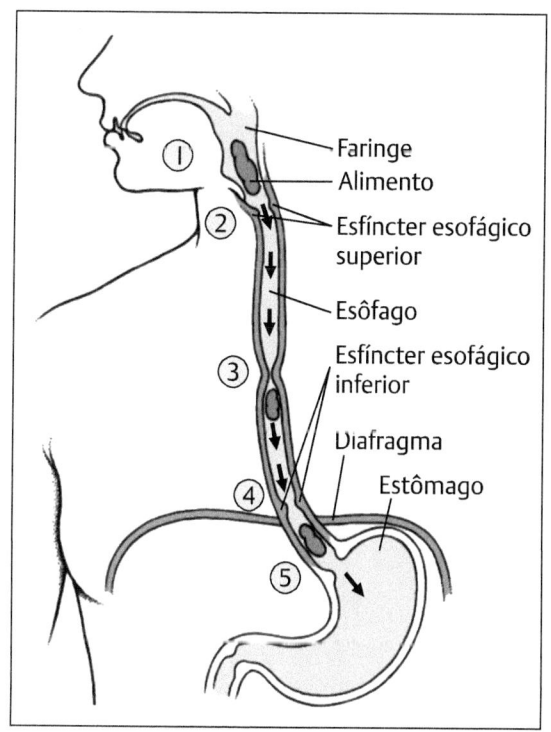

Fig. 11-1.

porém, ocasionalmente, vírus Epstein-Barr que causa a mononucleose, herpes simples, citomegalovírus ou infecção primaria pelo HIV podem estar envolvidos. As bacterianas têm como principal causa bacteriana é o Streptococos β-hemolítico do grupo A. Além destas estão também as epiglotites, abcessos e até tumores de vias aéreas superiores e trato digestivo alto.

Avaliação física e exames complementares destes pacientes tem como intuito tratar precocemente tais afecções, evitando sequelas maiores e prejuízo da qualidade deglutatória e nutricional. A dificuldade na passagem dos alimentos em algumas ocasiões pode necessitar até de sondagem para alimentação parenteral.

Outro ponto a ser analisado no percurso alimentar quanto ao trato digestivo é a passagem dos alimentos pela laringe antes de adentrarem ao esôfago. Patologias desta região, como laringites e tumores laríngeos benignos e malignos, e podem causar rouquidão, voz soprosa, dispneia, aspiração, disfagia, otalgia (dor de ouvido) e hemoptise.

Nas laringites, baseia-se na avaliação clínica e complementar através de exame laringoscópico e tratamento sintomático. Febre, mal-estar, disfagia e dor à fonação podem acontecer em infecções mais graves.

O tratamento dos tumores em estágios iniciais se dá com cirurgia ou radioterapia. Tumores em estádios avançados são frequentemente tratados com quimio e radioterapia.

A remoção dos tumores benignos restaura a voz, a integridade funcional do esfíncter laríngeo e a via respiratória propriamente dita. Lesões menores podem ser ressecadas endoscopicamente, utilizando-se *laser* de CO_2 e anestesia geral. Lesões maiores, estendendo-se além do arcabouço laríngeo, frequentemente requerem faringotomia ou laringofissura. A reabilitação da fala e da deglutição se faz necessária quando procedida a laringectomia total.

Sialorreia

Com o aumento de fluxo salivar ultrapassando a margem da boca de forma involuntária e passiva, o paciente portador de doenças crônicas, em especial, doenças neurológicas, podem aparecer efeitos negativos na saúde e na qualidade de vida. A dermatite facial, odor fétido, aumento de infecções periorais e orais, dificuldade de higiene, necessidade de troca de roupa frequente, alteração de processo mastigatório e da fala, risco de aspiração, geram grande impacto na vida destes pacientes e de seus cuidadores e familiares.

Pacientes portadores de paralisia cerebral, doença de Parkinson, com sequelas de acidente vascular encefálico (AVC), doenças do neurônio motor, Coreia de Huntington, tumores de tronco encefálico e de orofaringe, doença de Alzheimer, divertículo de Zenker, usuários de drogas, entre outras, são aqueles propensos a apresentarem sialorreia.

O diagnóstico é clínico através de exame médico completo e histórico da doença uso de exames complementares como endoscopia digestiva alta (EDA) e laringoscopia quando necessário além de exames de imagem para diagnóstico de lesões cerebrais.

Como terapias para controle e melhoria da qualidade de vida com redução do sintoma, o manejo adequado ainda possui poucas evidências. Uma revisão publicada na revista *Practical Neurology* (2017-2018) aprofunda as reflexões sobre o tema:

- A escolha por uma ou mais terapias deve considerar a caracterização dos sintomas, ponderar certos aspectos, como sua causa (relacionada à disfagia ou ao fechamento inadequado dos lábios, por exemplo) e o horário preferencial de sua ocorrência (ao longo do dia, preferencialmente às refeições, relacionado a outras ocorrências como nos pacientes com doença de Parkinson nos quais a sialorreia pode ser mais frequente durante os episódios *off*).
- As terapias conservadoras, por sua simplicidade e baixo risco de efeitos adversos, devem ser consideradas para todos os pacientes. Incluem medidas diversas:
  - Posicionamento adequado.
  - Suporte fonoaudiólogo.
  - Lembretes para engolir.
  - Reabilitação oral.
  - E aspiradores portáteis.
- Os anticolinérgicos, apesar do baixo custo e a facilidade de prescrição, podem produzir efeitos colaterais mais desagradáveis do que a própria sialorreia: xerostomia excessiva, retenção urinária, constipação, aumento de pressão intraocular, redução de transpiração, aumento da temperatura corporal e turvação visual. Em idosos, são particularmente importantes os efeitos sobre o sistema nervoso central: confusão, desorientação, prejuízo de memória, sedação. O glicopirrolato, por sua dificuldade em cruzar a barreira hematoencefálica, é menos associado a tais efeitos.
- A injeção de toxina botulínica nas glândulas parótidas e submandibulares tem ação mais duradoura e menos efeitos colaterais do que os anticolinérgicos. Contudo, quando presentes, seus efeitos adversos também podem perdurar por mais tempo: xerostomia, secreção brônquica mais espessa, saliva viscosa, dificuldade para mastigação, dor no local da injeção e disfagia.
- A radioterapia é a opção reservada para os casos não responsivos às terapias com anticolinérgicos e toxina botulínica. Seus efeitos são de longa duração, de meses até cinco anos. Por outro lado, seus efeitos colaterais são de curta duração: xerostomia, saliva viscosa, eritema facial, dor e náuseas.
- O tratamento cirúrgico é usualmente reservado às crianças com sintomas refratários, uma vez que os riscos inerentes a uma intervenção cirúrgica podem ser pouco tolerados por pacientes mais idosos e frágeis. As técnicas

utilizadas incluem a remoção das glândulas submandibular e parótidas, deslocamento ou ligadura do ducto submandibular ou parotídeo e neurectomia transtimpânica.

- A presença de secreção espessa quando relacionada ao tratamento da sialorreia demanda revisão da dose de seus agentes indutores. Outras medidas para seu controle englobam: hidratação, fluidificação das secreções com cubo de gelo, sucos (uva, maçã, abacaxi, mamão) e estimulação da cavidade oral, bochecho com bicarbonato de sódio e sal e agentes mucolíticos.

As condutas quando instaladas para controle da sialorreia não são tão simples quanto possam parecer. No entanto, com uma ajuda multidisciplinar por meio de combinação de terapias, pode-se alcançar importante melhora na qualidade de vida dos pacientes necessitados.

Disfonia

A laringe abrange as pregas vocais e funciona como abertura para a árvore traqueobrônquica. Distúrbios laríngeos incluem tumores, laringites, úlceras de contato, disfonia espasmódica, paralisia de pregas vocais e anormalidades de pregas vocais (pólipos, nódulos, cisto, granulomas e alterações pós radioterapia) causam distúrbios da voz, desde rouquidão discreta até afonias. A comunicação eficaz resulta em uma série de benefícios para todas as etapas do cuidado em saúde.

Quaisquer distúrbios de comunicação repercutem negativamente no relacionamento, na qualidade e aderência ao tratamento, no aumento das queixas e dos erros, além de dificultar o vínculo e impossibilitar uma maior relação de confiança entre médico e paciente.

O diagnóstico da causa da disfonia pode ser realizado pelo exame clínico e análise da voz, como também através de realização de exame de laringoscopia.

O tratamento na maior parte do caso é feito com:

- Avaliação da voz por fonoaudiólogo especialista em voz ou médico otorrinolaringologista experiente.
- Tratamento comportamental (diminuição da tensão musculoesquelética laríngea ao falar).
- Higiene vocal para eliminar comportamentos vocais abusivos.
- Dieta antirrefluxo, quando apropriada.
- Hidratação adequada, para promover a formação de onda mucosa glótica satisfatória.
- Modificação dietética e comportamental antes das *performance*s vocais.

As pessoas submetidas a tratamento cirúrgico de ressecção de câncer de laringe e por conseguinte remoção de pregas vocais, por exemplo, podem recuperar sua voz, se uma nova fonte de vibrações sonoras lhes for proporcionada (a língua, o palato e lábios continuam capazes de configurarem novas vibrações em palavras).

Existem três formas de pessoas sem laringe produzirem vibrações sonoras através da articulação do som em fala pela garganta (faringe), palato, língua, dentes e lábios.

Fala esofágica:

- Nenhuma cirurgia ou acessórios mecânicos necessários.
- A pessoa aprende a engolir o ar até ao esôfago e expeli-lo (como ao arrotar) para articular um som.
- Difícil de aprender e pode ser difícil para outras pessoas entenderem.

Punção traqueoesofágica:

- Válvula de uma só via inserida em um orifício criado cirurgicamente entre a traqueia e o esôfago.
- Fala produzida com o desvio do ar para o esôfago através da válvula durante a expiração da pessoa.
- Requer prática e treinamento significativo.
- Com frequência, acaba por produzir uma fala fácil e fluente.
- A válvula requer uma limpeza diária e necessita ser substituída após vários meses.
- No caso de algumas válvulas, a pessoa deve bloquear o orifício da traqueia com um dedo para falar.
- Risco de líquidos ou alimentos acidentalmente entrarem na traqueia, se uma válvula não funcionar corretamente.

Laringe eletrônica:

- Um equipamento movido à bateria que vibra e age como uma fonte sonora quando encostado ao pescoço.
- Produz um som artificial, mecânico.
- Mais fácil de usar e entender do que a fala esofágica.
- Requer o uso de baterias e deve ser carregada pela pessoa.
- Requer pouco ou nenhum treinamento.
- Pode levar a um grande estigma social para muitas pessoas.

Todos os métodos devem ser cautelosamente discutidos com o paciente, caso esteja consciente e contactuante, ou com a família, após amplamente analisado por toda a equipe multidisciplinar, em especial como médico otorrinolaringologista e a equipe de fonoaudiologia.

CONSIDERAÇÕES FINAIS

Em resumo, acredito ser a principal tarefa do médico em uma Equipe de Cuidados Paliativos coordenar a comunicação entre a equipe, o paciente e sua família. O otorrinolaringologista, dentro da sua especificidade, deve realizar os diagnósticos clínicos, conhecer a doença, sua história natural, os tratamentos já realizados e a evolução da doença esperada. Se necessário for, deve entrar em contato com as outras especialidades médicas ou não, para discutir uma conduta específica. O paciente sempre deve estar acima de quaisquer desacordos ou excesso de ego dentre os componentes da equipe, estando esta sempre coesa e visando à qualidade de vida e bem-estar do indivíduo.

Quando os desafios são identificados e trabalhados de forma adequada, com a união da equipe em prol a uma única ação, a de promover bem-estar e qualidade de vida, o fortalecimento do grupo como uma unidade funcional se mostra forte e eficaz e alcança seus objetivos.

BIBLIOGRAFIA

Addington-Hall J, Fakhoury W, Mccarthy M. Specialist palliative care in nonmalignant disease. Pall Med. 1998;12:417-27.

American Thoracic Society. An Official American Thoracic Society Statement: Update on the Mechanisms, Assessment, and Management of Dyspnea. Am J Respir Crit Care Med. [Internet]; 2012.

Biro P, Thompson M. Screening young children communication disorders. NEN. 1984;9(6):410-3.

Cabrera CS, Álvarez MR, Pérez MA, Calle JM, García B. Myasthenia gravis: the otolaryngologist's perspective. Am J Otolaryngol. 2002;23:169-72.

Cummings JL, Mendez MF. Doenças de Alzheimer e outros distúrbios da cognição. In: Goldman L, Ausiello D. Cecil Tratado de medicina interna. 22. ed. Rio de Janeiro: Elsevier; 2005. p. 2630-40.

Dantas RO. Alterações motoras do esôfago no paciente jovem com disfagia. GED Gastroenterol Endosc Dig. 2000;3:128-32.

Domingues GR, Lemme EM. Diagnóstico diferencial dos distúrbios motores esofagianos pelas características da disfagia. Arq Gastroenterol. 2001;1:14-8.

Domingues GR, Lemme EM. Manifestações clínicas dos distúrbios motores esofagianos. Rev Bras Med. 2000;4:239-45.

Gomes GF, Campos ACL, Pisani JC, Macedo Filho ED, Ribas Filho JM, Malafaia O, Czeczko NG. Sonda nasoenteral, aspiração traqueal e pneumonia aspirativa em pacientes hospitalizados com doença cérebro-vascular complicada por disfagia orofaríngea. ABCD Arq Bras Cir Dig. 2003;16:189-92.

Han TR, Paik NJ, Park JW. Quantifying swallowing function after stroke: a functional dysphagia scale based on videofluoroscopic studies. Arch Phys Med Rehabil. 2001;82:677-82.

Hawkey NM, Zaorsky NG, Galloway TJ. The role of radiation therapy in the management of sialorrhea: A systematic review. Laryngoscope. 2016;126(1):80-85.

Higginson IJ, Bausewein C, Reilly CCR, et al. An integrated palliative and respiratory care service for patients with advanced disease and refractory breathlessness: a randomised controlled trial. The Lancet. [Internet]; 2014; https://www.mayoclinic.org/diseases-conditions/dysphagia/symptoms-causes/syc-20372028.

IAS, Scofano BL, Fernandes AR, De Souza GM. Sialorrhea in children with cerebral palsy. Jornal de Pediatria (Versão em Português). 2016;92(6):549-558.

Kloke M, Cherny N (org) ESMO Guidelines Committee. Treatment of dyspnoea in advanced cancer patients: ESMO Clinical Practice Guidelines. Annals of Oncology. [Internet]; 2015.

Lemme EM, Costa MM, Abrahão J, João L. Sintomas das Doenças do Esôfago. In: Zartka S, Eisig JN. Tratado de Gastroenterologia: Da Graduação à Pós-Graduação. 2. ed. São Paulo: Atheneu; 2016. Cap. 38. p. 431-444.

Liaño AD, Oteiza F, Ciga MA, Aizcorbe M, Trujillo R, Cobo F. Nonobstructive dysphagia and recovery of motor disorder after antireflux surgery. Am J Surg. 2003;185:103-7.

Lôbo BL, Cury RC, Alves P, Batista LD, Hachul MT, Mendonça RA, Lima SS. Videodeglutograma: indicações, técnica de exame, achados radiográficos normais e anormais. An Paul Med Cir. 2001;1:4-10.

McGeachan AJ, Mcdermott CJ. Management of oral secretions in neurological disease. Practical Neurology, p. practneurol-2016-001515, 2017.

McKeown MJ, Torpey DC, Gehm WC. Non-invasive monitoring of functionally distinct muscle activations during swallowing. Clin Neurophysiol. 2002;113:354-66.

Multivariate analysis of countries' government and health-care system influences on opioid availability for cancer pain relief and palliative care: More than a function of human development Aaron M Gilson, Martha A Maurer, Virginia T LeBaron, Karen M Ryan and James F Cleary Palliat Med 2013 27: 105 originally published online 26 October 2012.

Oursin C, Pitzer G, Fournier P, Bongartz G, Steinbrich W. Anterior neopharyngeal pseudodiverticulum: a possible cause of dysphagia laryngectomized patients. Clin Imaging. 1999;23:15-8.

Pinto RB, Almeida ST, Delgado SE, Cruz L. Avaliação multidiciplinar da criança com disfagia. Rev Bras Nutr Clín. 2001;4:139-43.

Queiroz LR, Moura TG, Vieira FLM; Carvalho SB. Distúrbios da comunicação oral no paciente demenciado.

Quera PR, Defilippi CC. Disfagia orofaríngea. Acta Gastroenterol Latinoam. 2001;1:26-35.

Reed, Jeremy; Mans, Carolyn K.; Brietzke, Scott E. Surgical management of drooling: a meta-analysis. Archives of Otolaryngology–Head & Neck Surgery. 2009;135(9):924-931.

Srivanitchapoom P, Pandey S, Hallett M. Drooling in Parkinson's disease: a review. Parkinsonism & related disorders. 2014;20(11):1109-1118.

Vashishta, Rishi, et al. Botulinum toxin for the treatment of sialorrhea: a meta-analysis. Otolaryngology–Head and Neck Surgery, v. 148, n. 2, p. 191-196, 2013.

World Health Organization. Cancer pain relief and palliative care. Technical report series 840. Genebra: WHO; 1996. p. 15.

Worral LE, Hickson LM. Communication disability in aging: from prevention to intervention. New York: Thomson Delmar Learning; 2003.

ATUAÇÃO FONOAUDIOLÓGICA EM CASOS DE COVID-19

CAPÍTULO 12

Elizangela Aparecida Barbosa

A pandemia por COVID-19 representa um dos maiores desafios sanitários mundiais deste século. Na primeira semana do mês de abril, poucos meses depois do início da epidemia na China, em dezembro de 2019, já foram reportados mais de 1,5 milhão de casos e 85 mil mortes no mundo, e espera-se que um número ainda maior de casos e óbitos ocorrendo mês a mês.[1]

O insuficiente conhecimento científico sobre o novo coronavírus, sua alta velocidade de disseminação e capacidade de provocar mortes em populações vulneráveis geram incertezas quanto à escolha das melhores estratégias a serem utilizadas para o enfrentamento da epidemia em diferentes partes do mundo.

No Brasil, os desafios que se apresentam são ainda maiores, pois pouco se sabe sobre as características de transmissão da COVID-19 em um contexto de grande desigualdade social e demográfica, com populações vivendo em condições precárias de habitação e saneamento, sem acesso constante à água, em situação de aglomeração e com alta prevalência de doenças crônicas.[2]

A proteção da saúde dos profissionais de saúde, assim, é fundamental para evitar a transmissão de COVID-19 nos estabelecimentos de saúde e nos domicílios dos mesmos, sendo necessário adotar protocolos de controle de infecções (padrão, contato, via aérea) e disponibilizar EPIs, incluindo máscaras N95, aventais, óculos, protetores faciais e luvas. Além disso, deve-se proteger a saúde mental dos profissionais e trabalhadores de saúde, por conta do estresse a que estão submetidos nesse contexto.[1]

SINTOMAS

Segundo a Organização Mundial da Saúde (2020)[3], os sinais/sintomas iniciais da doença lembram um quadro gripal comum, mas variam de pessoa para pessoa, podendo manifestar-se de forma branda, em forma de pneumonia, pneumonia grave e síndrome respiratória aguda grave (SRAG).

A maior parte das pessoas infectadas apresenta a forma leve da doença, com alguns sintomas como mal-estar, febre, fadiga, tosse, dispneia leve, anorexia, dor de garganta, dor no corpo, dor de cabeça ou congestão nasal, sendo que algumas também podem apresentar diarreia, náusea e vômito. Idosos e imunossuprimidos podem ter uma apresentação atípica e agravamento rápido, o que pode causar a morte, principalmente dos idosos e indivíduos com comorbidades preexistentes denominados grupos de risco.[4,5]

Existem casos da COVID-19 que se complicam seriamente, levando os indivíduos à unidade de terapia intensiva (UTI) e até mesmo ao óbito. Segundo o Ministério da Saúde, além do percentual de assintomáticos, entre os indivíduos com a COVID-19, cerca de 80% apresentam doença leve, 14% apresentam doença grave e 5% são casos críticos. Quanto aos casos mais complexos, ou evoluem dos sintomas iniciais já mencionados, ou já manifestam a infecção pela SARS-CoV-2 por meio da SRAG, pela apresentação de dispneia ou sinais clínicos como diminuição da saturação ou cianose.[3]

Além da maior taxa de mortalidade, há um grupo considerado de risco, por apresentar maior letalidade. As pessoas pertencentes a esse grupo são: idosos a partir dos 60 anos de idade, gestantes de alto risco e pessoas com comorbidades variadas.[1]

Dessa forma, indivíduos de todas as idades que possuam doença crônica relacionada aos pulmões, asma, tuberculose vigente ou sequelas de doença pregressa, diabetes, hipertensão, obesidade severa, doenças renais crônicas, doenças hepáticas, imunodeficiência e problemas cardíacos também pertencem ao grupo de risco.[1]

Estudos recentes relacionam o *diabetes mellitus*, a hipertensão arterial sistêmica, a doença cerebrovascular e a idade como fatores de risco mais contundentes em relação à internação em UTI e ao óbito.[3]

Nas crianças, as infecções sintomáticas parecem incomuns, e geralmente cursam com quadros clínicos leves, embora a forma grave tenha sido relatada. Cerca de 2 a 6,3% dos pacientes infectados têm menos de 20 anos de idade. Dados de crianças hospitalizadas na China demonstraram quadros clínicos leves, caracterizados por febre, tosse e dor de garganta, e ocasionalmente com pneumonia viral leve. Noventa e quatro por cento das crianças cursaram com formas assintomáticas, leve ou moderada da doença; 5% com a forma grave e 1% com quadro crítico.[1]

A suspeição clínica deve ser levantada para os casos de febre e/ou sintomas do trato respiratório em pessoas que residem ou sejam procedentes de áreas com transmissão comunitária ou contato íntimo com caso suspeito ou confirmado para COVID-19. Ainda para os casos de pacientes com doença respiratória grave, quando nenhum outro agente etiológico foi identificado.[3]

CLASSIFICAÇÃO CLÍNICA DA COVID-19

- Assintomáticos: somente testes sorológicos, principalmente o IgG, realizados em grande parte da população permitirão dizer qual o percentual da população que foi infectada, sem ficar doente.

- Doença leve a moderada: caracterizada por quadro clínico de resfriado, síndrome gripal ou pneumonia leve, sem necessidade de oxigenioterapia ou internamento hospitalar.
  Representam cerca de 80% dos pacientes sintomáticos e letalidade em torno de 0,1%, quando ocorre em jovens sem fatores de risco de complicações. Dependendo da faixa etária (idosos) e comorbidades (cardiopatia, diabetes, neoplasia, pneumopatia) aumenta o risco de evoluírem para doença grave.
- Doença grave:
  - Em adultos: febre e/ou infecção respiratória mais frequência respiratória 23 incursões por minuto, dispneia e/ou saturação de oxigênio < 93% em ar ambiente.
  - Em crianças: tosse ou dificuldade na respiração mais cianose central ou $SatO_2$ < PaO_2/FiO_2 ≤ 300 mmHg
    - SARA moderada: 100 mmHg < PaO_2/FiO_2 ≤ 200 mmHg
    - SARA grave: PaO_2/FiO_2 ≤ 100 mmHg
    - Quando PaO_2 não estiver disponível, SpO_2/FiO_2 ≤ 315 sugere SARA
    - Em crianças:
    - VNI ou CPAP: PaO_2/FiO_2 ≤ 300 mmHg ou SpO_2/FiO_2 ≤ 264
    - SARA leve: OI* ≥ 4 e 2 mmol/L. Além da SRAG, outras complicações têm sido descritas seguindo a infecção por SARS-CoV-2, como arritmias (17%), miocardite aguda, (7%) e choque (9%).
- Alguns pacientes podem cursar com a resposta inflamatória intensa, similar à síndrome de liberação de citocinas e persistirem com febre, elevação de marcadores inflamatórias e citocinas pró-inflamatórias, cujas alterações têm sido associadas aos quadros graves e fatais da doença.

O tempo decorrido desde o contágio até o aparecimento dos sintomas pode variar entre 2 e 14 dias. A maioria dos indivíduos apresenta sintomas por volta do 5º dia após o contato.[1]

ATUAÇÃO FONOAUDIOLÓGICA EM PACIENTES ACOMETIDOS PELA COVID-19

Em casos leves, no qual paciente relata perda de olfato e paladar o fonoaudiólogo pode atuar com teleatendimento orientando com nutricionista alimentação mais adequada para esses pacientes exercícios de estímulo de olfato, paladar e mastigação. Após o contágio, muitos pacientes queixam-se de dificuldades na retomada do olfato e paladar. Os exercícios de estímulo olfato-gustativo podem ajudar além da laserterapia sistêmica (ILIB) e local para regeneração celular.

Em casos moderados e graves, no qual paciente foi internado as sequelas são muito além do olfato e paladar. Ocasiona disfagia, voz e linguagem.

A ventilação invasiva através de um tubo orotraqueal é comum em meio a esse surto e é atualmente considerada a melhor estratégia ventilatória com o isolamento mais efetivo da via aérea (menor propagação do vírus) para indivíduos com alterações respiratórias graves. Vale citar que a literatura descreve que o uso prolongado desse tubo pelo período superior a 48 horas, o que representa um maior risco para o desenvolvimento da disfagia.

Os indivíduos que apresentam a disfagia estão relacionados a dois tipos de complicações, uma devido ao grau de insegurança para realização de uma deglutição segura, podendo originar quadros de penetrações e/ou aspirações, que por muitas vezes pode ter ligação com quadros de pneumonia. Outra complicação relacionada com a incapacidade do paciente em desempenhar a função da deglutição, está no ato de levar o alimento da boca ao estômago de forma eficiente, podendo levar aos quadros de desnutrição e desidratação.[6]

A passagem do tubo por via oral pela orofaringe e laringe e o uso de bloqueadores neuromusculares ou agentes sedativos durante o período de ventilação mecânica podem originar diversas alterações, como: modificações na anatomia glótica, atrofia ou inatividade dos músculos esqueléticos responsáveis pela deglutição, alterações nos quimiorreceptores e mecanorreceptores presentes nas mucosas da boca, faringe e laringe, déficits no reflexo de tosse, sensibilidade intraoral, alteração na musculatura orofacial, perda de dente em alguns casos e disfonia após extubação.

É estimado que a disfagia está presente em 6,7% dos pacientes hospitalizados nos Estados Unidos com um custo anual atribuível de até 547 milhões de dólares.[7]

As delicadas estruturas da laringe podem ser comprometidas por inúmeras causas. A intubação traumática pode ocorrer em situações de emergência ou de difícil exposição da glote, acarretando lacerações e hematomas nas pregas vocais, além de luxações das cartilagens aritenóideas e desinserções musculares. O fonoaudiólogo tem papel fundamental para reabilitação vocal.

A fala entrecortada, baixa intensidade vocal, cansaço ou esforço respiratório ao falar são alguns dos sinais apresentados pelos pacientes em tratamento de COVID-19 que podem caracterizar vulnerabilidade comunicativa.

Vale salientar que a ventilação mecânica, a intubação e os equipamentos de proteção, embora sejam fundamentais para a biossegurança do paciente, dificultam a comunicação entre paciente e equipe de saúde. Essa dificuldade de comunicação gera em pacientes conscientes ansiedade, angústia, estresse e pode levar paciente declínios emocionais e depressão. A presença de um fonoaudiólogo para atuar comunicação minimiza situações como essa possibilitando comunicação entre paciente e a equipe de saúde e família.

As pessoas em recuperação da COVID-19 podem sofrer impactos consideráveis nas funções cerebrais, e os piores casos da infecção ligados ao declínio cognitivo equivalem a um envelhecimento de dez anos do cérebro, alertaram pesquisadores do Imperial College de Londres, no Reino Unido (2020). O fonoaudiólogo com as atividades e planejamento estratégico pode ajudar com atividades lúdicas, exercícios, atividades de leitura, escrita e fala para reabilitar funções de ordem cognitiva.

CONCLUSÃO

Vale a reflexão de que o fonoaudiólogo após este processo de pandemia pode atuar em várias frentes, seja reabilitação ou em cuidados paliativos. É evidente que doentes graves portadores de COVID-19 com necessidade de intubação orotraqueal têm indicação de acompanhamento fonoaudiológico durante o período de ventilação mecânica. Precisamos ampliar a discussão e estabelecer parâmetros de atuação como em mucosite com ou sem laserterapia, minimizar lesões orofaríngea, xerostomia e higiene bucal; uso de laserterapia sistêmica para melhorar resposta imunológica e dar conforto para o paciente. É um caminho de construção possivelmente factível na ampliação atuação fonoaudiológica seja em UTI hospitalar ou UTI domiciliar.

Os dados preliminares de uma pesquisa conduzido pelo Hospital Moinhos de Vento, de Porto Alegre, e pelo HCor, de São Paulo, apontam que 88% dos pacientes internados com diagnóstico positivo de COVID-19 apresentam quadros de disfagia em algum grau, variando de leve a grave.[8]

REFERÊNCIAS BIBLIOGRÁFICAS

1. World Health Organization. WHO Director-General's opening remarks at the media briefing on COVID-19 - 3 March 2020 [Internet]. World Health Organization; 2020 [acessado em 6 mar. 2020]. Disponível em: https://www.who.int/dg/speeches/detail/who-director-general-s-opening-remarks-at-the-media-briefing-on-covid-19---3-march-2020.
2. Rodriguez-Morales AJ, Gallego V, Escalera-Antezana JP, Méndez CA, Zambrano LI, Franco-Paredes C, et al. COVID-19 in Latin America: The implications of the first confirmed case in Brazil. Travel Med Infect Dis 2020: 101613.
3. Ministério da Saúde (BR). Secretaria de Ciência, Tecnologia, Inovação e Insumos Estratégicos em Saúde. Acurácia dos testes diagnósticos registrados para a COVID-19: versão 1 [Internet]. Brasília: Ministério da Saúde; 2020 [citado 2020 Jun 1]. 19 p. Disponível em: https://www.sbmfc.org.br/wp-content/uploads/2020/04/Acur_cia_dos_testes_para_COVID_19_1586558625.pdf.pdf. https://www.sbmfc.org.br/wp-content/uploads/2020/04/Acur_cia_dos_testes_para_COVID_19_1586558625.pdf.pdf
4. Johns Hopkins University. Coronavirus COVID-19 Global Cases by Johns Hopkins CSSE [Internet]. Johns Hopkins University; 2020 [acessado em 6 mar. 2020]. Disponível em: Disponível em: https://gisanddata.maps.arcgis.com/apps/opsdashboard/index.html#/bda7594740fd40299423467b48e9ecf6. https://gisanddata.maps.arcgis.com/apps/opsdashboard/index.html#/bda7594740fd40299423467b48e9ecf6
5. Novel Coronavirus Pneumonia Emergency Response Epidemiology Team. The epidemiological characteristics of an outbreak of 2019 novel coronavirus

diseases (COVID-19) in China. China CDC Wkly [Internet]. 2020 [acessado em 6 mar. 2020]; 41(2): 145-51. Disponível em: http://www.ncbi.nlm.nih.gov/pubmed/32064853
6. Macht M, Wimbish T, Clark BJ, Benson AB, Burnham EL, Williams A, et al. Postextubations dysphagia is persistent and associated with poor outcomes in survivors of critical illness. Crit Care. 2011;15(5):231.
7. Steele CM, Mukherjee R, Kortelainen JM, Pölönen H, Jedwab M, Brady SL, Theimer KB, Langmore S, Riquelme LF, Swigert NB, Bath PM, Goldstein LB, Hughes RL, Leifer D, Lees KR, Meretoja A, Muehlemann N. Development of a Noninvasive Device for Swallow Screening in Patients at Risk of Oropharyngeal Dysphagia: Results from a Prospective Exploratory Study. Dysphagia, 2019.
8. Associação Nacional de Hospitais Privados (ANAHP). Acesso em 4 abr 2021. Disponível em: https://www.anahp.com.br/noticias/noticias-hospitais-membros/estudo-do-hospital-moinhos-de-vento-e-do-hcor-aponta-que-8-a-cada-10-pacientes-internados-com-covid-19-apresentam-dificuldade-para-engolir/

ÍNDICE REMISSIVO

Entradas acompanhadas por um *f* ou um *q* em itálico indicam figuras e quadros, respectivamente.

A
Abordagem
  fonoaudiológica, 47-51
    na SCZV, 47-51
    sob a ótica paliativista, 47-51
Atividade(s)
  significativas, 55-58
    em CCPP, 55-58
Atuação Fonoaudiológica
  em casos de COVID-19, 95-99
    classificação clínica, 96
    pacientes acometidos, 97
    sintomas, 95-99
  na oncopediatria, 21-27
    comunicação, 26
    fonoaudiologia, 22
  na PF bilateral, 73-81
    em paciente com LLA, 73-81
      bandagem elástica
        como CCPP, 73-81
      fotobiomodulação
        como CCPP, 73-81
  nas desordens de linguagem, 67
    em CCPP, 67
  paliativista, 50
    na SCZV, 50
Avanço(s)
  tecnológicos, 38
    e CP neonatal, 38

AVE (Acidente Vascular Encefálico)
  CCPP e, 62

B
Bandagem Elástica
  como CCPP, 73-81
    na PF bilateral, 73-81
      em paciente com LLA, 73-81
Broncoaspiração
  minimização de riscos de, 25*q*
    condutas fonoaudiológicas para, 25*q*
    dos pacientes em CCPP, 25*q*

C
CCPP (Cuidados Paliativos)
  atividades significativas em, 55-58
  atuação do fonoaudiólogo em, 5-10
    panorama geral, 5-10
      além da fonoaudiologia, 10
      disfagia, 6
        foco e olhar na, 6
      laserterapia, 8
      papel do fonoaudiólogo, 5
      trabalho com a comunicação, 7
  bandagem elástica como, 73-81
    na PF bilateral, 73-81
      em pacientes com LLA, 73-81
  conceitos essenciais, 1-3
    necessidades, 2
      entendendo as, 2

cuidando como um todo, 3
  equipes, 3
  famílias, 3
  pessoas, 3
condutas fonoaudiológicas em, 25q
  para comunicação dos pacientes, 25q
  para minimização, 25q
  de riscos de broncoaspiração, 25q
  para reabilitação, 25q
crianças em, 30q
  condições clínicas de, 30q
  e linguagem, 59-68
    desordens, 67
    atuação fonoaudiológica nas, 67
  em neurogeriatria, 61
    AVE, 62
    DP, 63
    ELA, 65
    síndromes demenciais, 66
  fonoaudiologia, 60
em crianças, 29-35
  com CMC, 29-35
    atuação fonoaudiológica, 29-35
    características comuns, 31f
    filosofia do cuidado, 31
em UTI neonatal, 37-44
  ambiente hospitalar, 37
  avanços tecnológicos e, 38
  morte do neonato, 39
    particularidades do processo de, 39
  práxis dos, 40
fotobiomodulação como, 73-81
  na PF bilateral, 73-81
    em pacientes com LLA, 73-81
medidas de conforto em, 55-58
  principais, 57q
pacientes em, 83-92
  ação do otorrinolaringologista, 83-92
    disfagia, 86
    disfonia, 90
    dispneia, 85
    dor, 83
    sialorreia, 88
    tosse, 86
CMC (Condições Médicas Complexas)
  crianças com, 29-35
    características comuns, 31f

CCPP em, 29-35
  atuação fonoaudiológica, 29-35
  filosofia do cuidado, 31
Comunicação
  dos pacientes em CCPP, 25q, 26
  condutas fonoaudiológica para, 25q
    na oncopediatria, 26
  em pacientes oncológicos, 14
    adultos, 14
    em CCPP, 14
  trabalho com a, 7
  CCPP e, 7
Conduta(s) Fonoaudiológica(s)
  em CCPP, 25q
    para comunicação dos pacientes, 25q
    para minimização, 25q
    de riscos de broncoaspiração, 25q
    para reabilitação, 25q
Conforto
  medidas de, 55-58
    em CCPP, 55-58
    principais, 57q
COVID-19
  atuação fonoaudiológica
    em casos de, 95-99
    classificação clínica, 96
    pacientes acometidos, 97
    sintomas, 95-99
CP (Cuidado Paliativo), 59
  neonatal, 38
    avanços tecnológicos e, 38
CPP (Cuidados Paliativos
  em Pediatria), 29
Criança(s)
  com CMC, 29-35
    CCPP em, 29-35
    atuação fonoaudiológica, 29-35

D

Deglutição
  em pacientes oncológicos, 14
    adultos, 14
    em CCPP, 14
Disfagia
  CCPP e, 6
  foco, 6
  olhar, 6

no paciente em CCPP, 86
  ação do otorrinolaringologista, 86
Disfonia
  no paciente em CCPP, 90
  ação do otorrinolaringologista, 90
Dispneia
  no paciente em CCPP, 85
  ação do otorrinolaringologista, 85
Dor
  no paciente em CCPP, 83
  ação do otorrinolaringologista, 83
DP (Doença de Parkinson)
  CCPP e, 63

E
ELA (Esclerose Lateral Amiotrófica)
  CCPP e, 65

F
Fonoaudiologia
  contribuições nos CCPP da, 13-19
  em pacientes oncológicos
    adultos, 13-19
    comunicação, 14
    controle de sintomas, 13
    deglutição, 14
    orientações, 18
      ao paciente, 18
      aos familiares, 18
      as equipes de saúde, 18
    reabilitação paliativa, 16
  e CCPP, 60
  na oncopediatria, 22
  papel além da, 10
  nos CCPP, 10
Fonoaudiólogo
  atuação em CCPP do, 5-10
    panorama geral, 5-10
    além da fonoaudiologia, 10
    disfagia, 6
      foco e olhar na, 6
    laserterapia, 8
    papel, 5
    trabalho com a comunicação, 7
Fotobiomodulação
  como CCPP, 73-81
    na PF bilateral, 73-81
    em paciente com LLA, 73-81

I
ILIB (Laserterapia Sistêmica), 9

L
Laserterapia
  CCPP e, 8
Linguagem
  CCPP e, 59-68
    desordens, 67
      atuação fonoaudiológica nas, 67
    em neurogeriatria, 61
      AVE, 62
      DP, 63
      ELA, 65
      síndromes demenciais, 66
    fonoaudiologia e, 60
LLA (Leucemia Linfoblástica Aguda)
  PF bilateral em pacientes com, 73-81
    atuação fonoaudiológica na, 73-81
    bandagem elástica
      como CCPP, 73-81
    fotobiomodulação
      como CCPP, 73-81

M
Medida(s)
  de conforto, 55-58
    em CCPP, 55-58
    principais, 57q
Morte
  do neonato, 39
    processo de, 39
    particularidades do, 39

N
Neonato(s)
  CCPP em, 40
    práxis dos, 40
    morte do, 39
      processo de, 39
      particularidades do, 39
Neurogeriatria
  CCPP em, 61
    AVE, 62
    DP, 63
    ELA, 65
    síndromes demenciais, 66

O

Oncopediatria
  atuação fonoaudiológica na, 21-27
  comunicação, 26
  fonoaudiologia, 22
Otorrinolaringologista
  ação do, 83-92
    em pacientes em CCPP, 83-92
      disfagia, 86
      disfonia, 90
      dispneia, 85
      dor, 83
      sialorreia, 88
      tosse, 86

P

PF (Paralisia Facial)
  bilateral, 73-81
    em paciente com LLA, 73-81
      atuação
        fonoaudiológica na, 73-81
        bandagem elástica
          como CCPP, 73-81
        fotobiomodulação
          como CCPP, 73-81
Práxis
  dos CCPP, 40
    em neonatos, 40
Processo
  de morte, 39
  do neonato, 39
    particularidades do, 39

R

Reabilitação
  condutas fonoaudiológica para, 25q
    dos pacientes em CCPP, 25q
  paliativa, 16
    em pacientes oncológicos, 16
      adultos, 16

S

SCZV (Síndrome Congênita do Zika Vírus)
  abordagem fonoaudiológica na, 47-51
    sob a ótica paliativista, 47-51
      atuação fonoaudiológica, 50
      paliativista, 50
      criança com ZIKV, 48
      multidimensões do cuidado, 50
      síndrome do ZIKV, 47
Sialorreia
  no paciente em CCPP, 88
  ação do otorrinolaringologista, 88
Síndrome(s)
  demenciais, 66
  CCPP e, 66

T

Tosse
  no paciente em CCPP, 86
  ação do otorrinolaringologista, 86

U

UTI (Unidade de Terapia Intensiva)
  neonatal, 37-44
    CCPP em, 37-44
      ambiente hospitalar, 37
      avanços tecnológicos e, 38
      morte do neonato, 39
      particularidades
        do processo de, 39
      práxis dos, 40

Z

ZIKV (Vírus Zika), 47
  criança com, 48
    achados, 48
    surpresas, 48
  síndrome do, 47